カサンドラ症候群

身近な人がアスペルガーだったら

岡田尊司

角川新書

はじめに　ふさぎ込み、イライラして夫を責め続ける妻。もしかしたら――

夫婦関係で悩む人が増えている。短い蜜月《みつげつ》の期間が終わり、子どもができた頃からぎくしゃくし始め、いまでは顔を合わせると不満や怒りしかわかず、諍《いさか》いと口を利かない状態を繰り返しているというカップルも少なくない。妻の方は、夫が一番ストレスだと感じ、ときどき離婚のことを考えて気を紛らわしていたり、夫は夫で、仕事のストレスのうえに、家庭に帰るのはもっとストレスで、どこにも安らげる場所がないと感じていたりする。

結婚に大きな期待をかけ、パートナーとの関係を大切に考えていた人ほど、現実のパートナーとの関係が期待外れだとわかったとき、失意も大きい。期待外れの人生にした張本人であるパートナーに対して、怒りやイライラをぶつけることになりやすい。表面的に見ると、さほど問題がないように見え、むしろ世間的にはいい旦那《だんな》さんにさえ見えるのに、妻は人間性を破壊されるほどの苦しみを味わっているという場合がある。夫の方は、妻がそれほど苦しんでいる理由が、まったくわかっていないことも多い。

そのため、妻の方に問題を押しつけられることもしばしばで、かつては「ヒステリー」と呼ばれたり、悪妻の代表のようにみなされることさえあった。それがカサンドラ症候群に典型的な状況である。

その原因が、夫の共感性の乏しさにあるということを最初に示した臨床概念が世に出たのは、わずか三十年前の一九八八年のことで、一般にも認知されるようになったのは、ここ十年ほどのことである。

カサンドラ症候群の認知が進んだ背景には、共感性の障害や情緒的な関係の回避を特徴とする、アスペルガー症候群や回避《かいひ》型《がた》愛着などについての理解が広まり、自分のパートナーが、実はそうした傾向の持ち主だということに、多くの女性が気づくようになったという状況がある。

本人自身も、アスペルガーや回避型だということに気づき、生きづらさの正体に納得がいったように、パートナーの方も、家族として生活を共にしながら、ずっとやりにくさや気持ちの通じない違和感に悩まされ、そのストレスから心身の病にさえなっていた原因について、ようやく納得のいく答えが得られるようになったのである。

原因がわかれば、対処法も見えてくる。女性がふさぎ込んだり、イライラして、夫に当たったりしていると、ＰＭＳ（月経前緊張症）や更年期のせいにされたり、うつやヒステリーと病名をつけられたりしてきたわけだが、カサンドラ症候群が起きている場合、妻の〝病気〟として治療するだけでは、本当の改善にはつながらない。何が起きて、そうなっているのかを、きちんと踏まえた対応が必要になってくる。

離婚も昔より気軽にできるようになったとはいえ、その代償は小さくない。離婚によって、男性では十年、女性でも五年、平均余命が短くなるという統計データもある。子どもがいる場合には、さらに大きな苦労と負の影響が待っている。それでも別れることが必要な場合もあるが、そうなる前に、できることならカサンドラの悲劇を食い止めたい。万一その兆候が表れている場合には、改善のための対策を施していくことが、何人もの人生を救うことにつながるのである。

まずは、カサンドラ症候群について知り、夫婦の間でどういう事態が起きているのかを学んでいってほしい。そのうえで、具体的な予防のための行動や必要な対処についても知り、ぜひ日々の生活の中で実践してほしい。カサンドラ症候群は、夫婦関係の「生活習慣病」だとも言える。小さな歪《ゆが》みが積み重なることで、耐えがたい状況が生まれてしまう。早い段階であれば、日々の関わり方を少し変えるだけで、新婚のときのような優しい気持ちを蘇《よみがえ》らせることもできる。

また、状況が深刻化し、破綻《はたん》寸前に至っているケースも少なくないと思われる。筆者は、自分のクリニックや顧問を務めているカウンセリング・センターで、そうしたケースを扱うことも多いのだが、問題が行き詰まったカップルを再生するための取り組みや、離婚という解決法を選択したときの注意点などについても解説しよう。

カサンドラ症候群は、原因の多くは夫側の課題によるのであるが、女性の方には無関係で、何の努力もしなくてよいというわけではない。ことに関係修復をはかり、うまくやっていこうという場合には、妻の側の理解や努力も必要である。カサンドラ症候群の悲劇は、夫の特性と妻の特性が、互いを追い詰める形で、首を絞め合ってしまうことによる。互いを苦しめてしまうことを頑張るのではなく、互いを楽にすることを頑張る方向に切り替えていくことが必要になる。そのことは、今のパートナーとであれ、次のパートナーとであれ（もし別れたとして）、幸福な関係を築いていくために不可欠なスキルなのである。

カサンドラ症候群の問題を通して、相手を幸福にすることで自分も幸福になる技術を学び、身につけてほしいと願う。

なお本書には、理解を深めるため、多数の事例が紹介されているが、一般人の事例については、実際のケースをヒントに、設定などを変え再構成したものであり、特定のケースとは無関係であることをお断りしておく。

カサンドラ症候群　目次

第一章　カサンドラ症候群とは何か

第二章　原因はアスペルガーだけではない

第八章　関係を修復するアプローチ

第一章　カサンドラ症候群とは何か

幸福な結婚をしたはずが

知花《ちか》さん（仮名）が、五歳年上の職場の先輩だった重俊《しげとし》さん（仮名）と親しくなったのは、二十代も終わりが近づいた頃のことだった。あまり口数は多くないが、真面目で、きちんとした重俊さんに対して、悪い印象はなかった。重俊さんは、黙々と仕事をするタイプで、技術力が売りの社内でも専門技術に関しては定評があり、周囲からも一目置かれる存在だった。それに、少し年が離れていたが、年齢よりも若く見え、顔立ちも端正で、知花さんの好みのタイプだった。

社内の飲み会で、たまたま重俊さんと席が一緒になったとき、知花さんは、思い切って「交際している人がいるんでしょ？」と聞いてみたが、「いないですよ」と、困ったような笑いが返ってきた。アプローチしたのは、知花さんの方からだった。デートのときも、話をするのは九割がた知花さんで、たまに重俊さんがする話と言えば、仕事の技術的な話か、車の話だった。重俊さんの唯一の趣味が、車の雑誌を眺めることだった。

重俊さんの話は、知花さんには退屈だったが、一生懸命難しい技術的な話をしようとする重俊さんの姿勢に、本当に真面目な人なんだなという思いを強めた。横暴で酒癖の悪い父親に、母親が苦労させられるのを見て育った知花さんは、真面目で優しい人を夫に選びたいと思っていたのだ。

だが、三十歳を目前にしても、一向に結婚の話が出ないことに焦《じ》れ始めていた知花さんから、「私のことをどう思っているんですか？」と切り出す形で、重俊さんもようやく、結婚して一緒に人生を歩みたいと言ってくれた。そのときは、天にも昇るような気持ちだった。

新婚の頃は、幸福だったと言える。重俊さんの話は相変わらず自分の仕事のことばかりだったが、知花さんの話をよく聞いてくれたし、とてもまめなところがあり、掃除や洗い物は、知花さんよりずっと丁寧で、休みの日には、家中の掃除や皿洗いを率先してやってくれた。

ただ、その頃から困っていたのは、重俊さんが神経質で、ＢＧＭの鳴っているところに行きたがらないことと、予定外のことが起きると、いつもは穏やかな顔が、別人のように不機嫌になることだった。

それでも、息子が生まれる頃まではお互い余裕があり、知花さんも重俊さんのことが最優先だったので、滅多にケンカをすることもなかった。だが、子どもができると、そうもいかなくなった。重俊さんは出張が多いうえに、実家まで気軽に帰れる距離ではなかったため、育児の負担は知花さん一人にのしかかった。重俊さんが帰ってくるのを待ち構えたように、泣き言を聞いてもらってどうにか紛らわしている状況だった。ただ、話を聞いてはくれても、夫はどこか他人事《ひとごと》のような態度で、妻の苦労を本当にわかってくれているのかと、疑いたくなることもあった。

新婚の頃ほど家事もやってくれなくなった。以前なら、出張に出ていても、毎晩必ず電話がかかってきて、様子を聞いてくれていたのが、次第に電話がないことの方が多くなった。やっと帰ってきたと思っても、部屋にこもってパソコンで仕事をしたりするのだった。ただ、重俊さんの方にも事情があった。役職が上がって責任が増えていたのだ。知花さんも、仕事が大変だと思って我慢していたが、疲れているときなど、夫の態度にイライラしてしまうこともあった。「家にいるときくらい、少しは手伝ってよ」と言うと、渋々動いてくれることもあったが、期限が迫っていたりすると逆に機嫌が悪くなり、「おれも遊んでいるわけじゃないんだ」と、声を荒げることも多くなった。

重俊さんはますます仕事に追われ、知花さんは一人悶々《もんもん》と家事や育児に追われながら、無性に悲しくなったり、孤独を感じることが増えた。

それでも、まだ重俊さんのことを家族のために頑張ってくれているのだと思おうとしていたし、息子にも重俊さんのように、仕事で活躍してもらいたいと思っていた。

そんな思いががらがらと崩れ落ちてしまうことが起きる。息子が三歳の健診でひっかかり、自閉症の傾向があるかもしれないと言われたのだった。

言葉が遅く、三歳半になっても会話が成り立たなかったが、夫に言っても、自分もしゃべるのは遅かったから、心配ないと言われ、気にしないようにしていたのだ。

ショックとともに、もっと早く気づいて対応していればと、後悔が募った。息子をつれて療育に通う日々が始まった。知花さんは必死だった。

ところが、夫は冷ややかと言ってもいい態度で、息子の状況を報告しようとしても、煩わしそうにするのだった。夫としては、障害だということを認めたくなかったのかもしれないが、どうしてこんな大事なことなのに、夫婦で一緒に向き合ってくれないのかと、知花さんは悲しかった。

それから、なおのこと息子中心の生活になった。正直、夫どころではなく、夫のことはほったらかしになった。それが、重俊さんとしては面白くないらしく、家事や食事の用意ができていないことに不満を言い、それで言い争いになることもあった。

知花さんは、発達について勉強したり、専門家に相談したりしているうちに、夫にも息子と同じ傾向があることに気づくようになった。神経質で音に過敏なところや、同じやり方にこだわるところも似ていた。無口なところや話が通じにくいのも、発達障害のせいかもしれないと思うと、納得がいくのだった。

夫にも診察を受けてほしいと言ったが、夫は、その必要はないと拒否した。まったく自覚のない夫に対して、余計に腹が立つのだった。

重俊さんは帰ってくるなり、何も言わないまま飲酒するようになり、関係は悪くなる一方だった。最近では、些細《ささい》なことをきっかけに、お互いを罵《のの》り合うということが当たり前になり、それに息子が反応して、自傷行為をするようになった。自分が築こうと思っていた明るく幸せな家庭とは、あまりにかけ離れた現実に暗澹《あんたん》とし、知花さんは、すっかりふさぎ込むようになってしまったのだ。

カサンドラ症候群とは

従来の医学的なカテゴリーで診断をすると、知花さんは、うつ状態（うつ病エピソード）や適応障害といった診断名をつけられることになる。通常の医学モデルでは、あくまで症状を呈している人が患者だとみなされ、患者の病気が診断されるのである。

しかし、知花さんの症状だけをみて、病気と診断しても、知花さんが抱えている問題を的確に把握したと言えるだろうか。知花さんのうつ状態やイライラには、夫の重俊さんに気持ちを受け止めてもらえないもどかしさが、大きくかかわっている。実際、同じように子どもに障害が見つかったという場合でも、夫婦がともに支え合うことを通して、いっそう絆《きずな》を深める場合もある。このカップルでは、まったく逆なことが起きてしまったのだ。

知花さんの理想としては、困っているときこそ、互いを支え合うことで乗り越えていけるような関係を求めていた。口数は少ないが、穏やかで、冷静な重俊さんとなら、そうした関係が築いていけると思っていたのだが、現実の夫との間では、期待とは正反対なことが起きてしまったのだ。

患者の症状だけを診断するのではなく、もっと大きな視野で何が起きているのかを診断することが、こうしたケースの改善や予防には不可欠である。知花さんのように、夫の共感性に問題があるために、妻がうつやストレス性の心身の障害を呈するに至ったものを

「カサンドラ症候群」と呼ぶ。典型的なのは、自閉スペクトラム症（アスペルガー症候群）のために、共感性や情緒的な反応が乏しいパートナーと暮らしている人に起きるものである。配偶者、パートナーだけでなく、子どもや同僚等、その人と深いかかわりを持たざるを得ない人にも同じようなことが起こりうる。

カサンドラ症候群は、医学的診断カテゴリーではないが、医学的診断よりも本質をとらえ、改善にも役立つ有用な概念だと言える。

カサンドラの意味と診断基準

カサンドラという比喩《ひゆ》は、ギリシャ神話に登場するトロイ王の娘カサンドラの悲劇に由来する。カサンドラは、大変魅力的な娘で、その美しさに魅せられたアポローン神は、彼女に未来のことを予知する能力を授けた。ところが、アポローンが、カサンドラに言い寄ると、彼女は袖《そで》にしてしまう。怒ったアポローンは、カサンドラに、自分の予言を信じてもらえないという呪いをかけたのである。

カサンドラは、これから起きることを知って、それをみんなに伝えようとしても、誰にも信じてもらえず、そのもどかしさにもだえることになった。

こうして、いくら伝えようとしても信じてもらえないという状況に対して、カサンドラの喩《たと》えが使われるのだが、その比喩を精神的な問題を抱える女性の病理に初めて用いたのは、ユング派の心理療法家ローリー・レイトン・シャピラで、一九八八年にその著『カサンドラ・コンプレックス』において、いわゆるヒステリーを起こしている女性がおかれている心理状況について、いくら騒ぎ立てても、まともに取り合ってもらえないというカサンドラ的なジレンマがあることを指摘したのだ。[1]

シャピラは、カサンドラ・コンプレックスの要件として、①理知的だが、情緒性に欠けたタイプの人物との、うまくいっていない関係、②ヒステリーを含む心身の不調や苦しみ、③その事実を他の人にわかってもらおうとしても、信じてもらえないこと、の三つを提起した。

その後、この状態は、アスペルガー症候群を代表として、共感性の低いパートナーをもつ人に起きやすいことが知られるようになり、カサンドラ症候群やカサンドラ情動剥奪《はくだつ》障害として認知されるようになっている。

マクシーン・アストンが提起した診断基準[2]を要約すると、①パートナーの少なくとも一方が、アスペルガー症候群など共感性や情緒的表出の障害を抱えていること、②パートナーとの関係において、情緒的交流の乏しさや、激しい葛藤《かっとう》や不満、虐待などがみられること、③心身の不調があらわれていること、の三つになる。

シャピラの提起した①と②だけに絞ったことになる。だが、もともとのカサンドラの比喩が意味するところは、周囲の人に信じてもらえないという苦しさであり、実際、カサンドラ症候群で苦しんでいる人の多くも、そのことでいっそう傷ついていることを考えると、シャピラの定義の方が、あまり医学的ではないが、優れた面をもつと言えるかもしれない。

わかってもらえないがゆえの苦しみ

実際、共感性や応答性に欠けた夫と暮らす苦痛を、わかってもらおうとしても、常識的な人ほど、なかなかその苦しみがわからない。そうした夫は、外見的には、理知的で、真面目で、勤勉によく働く、理想的な夫と見える場合も多いからだ。確かに口数が少なかったり、気の利いたことを言ったりすることは苦手だが、巧言令色を好まない古い道徳観から見ると、素朴で、裏表のない、いい人だと評価されてきた。

あんなに真面目で、よく働く旦那さんなのに、何の文句があるのだということになってしまうのである。不満を言っている人の方が、わがままで、問題があるのではと思われてしまう。姑《しゅうとめ》に相談しようものなら、あんな虫も殺さないような善良な息子のどこが悪いのだと、逆ネジを食わされることになりかねない。

夫に気持ちをわかってもらえずに苦しさを抱えるだけでなく、その苦しさを周囲の人にもわかってもらえないという二重の無理解に苦しむことになりやすいのだ。何にも言えないままひたすら我慢して、牢獄《ろうごく》のような結婚生活に耐えているというケースも、かつては少なくなかったのではないかと思われる。

耐えられずに、その牢獄から脱出しようとする場合も、後ろ指を指されるのは、妻のほうだということが多かった。

昨今ようやく、カサンドラ症候群として、問題の構図が明らかとなり、ある面では、理知的で、善良な人物なのだが、パートナーとして一緒に暮らすときに、妻が（夫の場合もある）味わうことになる苦しさについての理解が進み始めたことは、救いへの一歩だと言えるだろう。

アスペルガー症候群（自閉スペクトラム症）とは

カサンドラ症候群を引き起こす代表例は、夫（妻の場合も）がアスペルガー症候群を含めた自閉スペクトラム症やその傾向をもった人物だという場合だ。

念のため断っておくが、アスペルガー症候群やその傾向をもつと、パートナーとの関係がうまくいかないというわけではない。とても良好な関係を築いている場合もある。ただ、全体で見ると、夫婦関係に困難を来しやすいということである。うまくいっているケースと、そうでないケースの違いも含めて、アスペルガー症候群のパートナーとの関係においては、どういう事態が生じやすいのだろうか。

自閉症の傾向をもった状態を幅広く自閉スペクトラム症（「自閉症スペクトラム」という訳語が使われてきたが、もっとも最新の診断基準では、自閉スペクトラム症の用語に変更されている）といい、その中でも、知的能力や言語的能力に低下がないものをアスペルガー症候群（アスペルガー・タイプとも）と呼んでいる。低下がないどころか、非常に優れていることも多い。

共通する特徴としては、①相互的なコミュニケーションや協調して一緒に行動することが苦手、②相手の気持ちに共感したり、言外の意味を想像したりすることが苦手、③同じ行動パターンや狭い興味にとらわれやすく、視点の切り替えが苦手、④感覚の過敏さや逆に鈍感さがある、といったことが挙げられる。

これらの特性は、対人場面、特に親密な関係においては不利であるが、学業や職業においては有利に働く場合もある。

シリコンバレーでのアスペルガー症候群の有病率が一割を超えているという事実にも表れているように、ＩＴ産業をはじめとする高度な専門知識を必要とする領域では、アスペルガー症候群やその傾向をもった人がたくさん活躍している。

というのも、アスペルガー症候群に見られる、狭い領域に限局した関心や周囲のことを忘れてしまうほどの集中力は、研究や技術開発に不可欠な才能でもあるからだ。また、同じことを繰り返すことを好む傾向や相手の気持ちなど眼中になく、自分の考えを主張するという特性さえも、テクノロジーや学問の進歩のためには好都合とも言えるのだ。彼らにとっては、人がどう思うかよりも、その事実が正しいかどうか、真理であるかどうかが優先される。感情の機微を理解するのは苦手でも、技術や科学の世界では、融通の利かない一徹さの方が有利に働く場面も多いのだ。

結婚相手としてみると

狭い領域への深い関心や没頭する能力を生かして、技術職や専門職で活躍し、それなりに成功し、高い給料も得ている人も多いので、結婚のお相手としても魅力的である。大学院を出ているなど高学歴な人にもこのタイプは多いので、学歴にこだわる人には有力な候補になるかもしれない。

性格的にはどうだろうか。アスペルガー・タイプの人は、おとなしく、控えめで、礼儀正しい人が多いので、一見すると温厚な印象を受けることが多い。予想外のことが起きたりすれば、パニックになり、癇癪《かんしゃく》を起こしたり、怒りにとらわれたりすることもあるのだが、人前ではそうした面は抑えているので、お見合いやデートで何度か会ったくらいでは、そうした面に気づくことは難しい。

約束や時間も、正確すぎるほどきちんと守ることが多く、そうした点も、誠実で、信頼ができると感じられるだろう。

ルックスについてはどうか。一般的に言われていることや筆者自身の印象で言っても、アスペルガー・タイプの人は目が大きく、整った顔立ちをしていることが少なくない。男性ホルモンが過剰に働いているとも言われ、風貌《ふうぼう》だけをみるとイケメン（女性の場合は目の大きい美人）が多い印象である。運動は苦手な人が多いが、ランニングや水泳、格闘技といった個人競技では優れている場合もある。

イケメンで年収も学歴も高く、性格も控えめで真面目とくると、花婿候補としてほぼ及第点に達していると言えるだろう。

見落としていた点は何か

ただ、難点がないわけではない。それが明らかになるのは、口を開いて言葉を交わし始めたときからである。少しずつ期待外れなところが見えてくる。あまりしゃべらなかったり、何を聞いても気の利いた答えが返ってこなかったり。かと思うと、自分の専門領域の話を滔々《とうとう》と語り出したり、こちらに話を振るという配慮に欠けていたりする。

しかし、他の印象にすでに気持ちがなびき始めていたりすると、話があまり面白くないという点くらいは、さほどマイナスには思えず、自分の専門領域の話を一方的に話したがることも、仕事に対して情熱をもっているのだと好意的に評価したくなる。相手がこちらのことをろくに聞いてこなかったことにも、目をつぶってしまう。

知り合った経緯や交際のプロセスは一人一人違うだろうが、間違いなく言えることがある。ある程度は気に入らないと、結婚しようとは思わないということだ。その人物と結婚しているとしたら、生涯のパートナーにしてもいいと思うくらい良いと思ったときがあったということになる。

ただ、その気持ちを今は忘れかけているとすると、学歴、収入、職業、ルックス、性格などの一般的な結婚の条件では見落とされていた点があり、あまり重視しなかった点こそが、その後妻を苦しめることになったということだ。

見落としていたこととは何か。それは、気持ちや関心を共有したり、共感的な言葉のやり取りやかかわりが苦手だという点である。この関心の共有と共感的応答の乏しさこそが、その後の結婚生活の質を損なうことになってしまったのである。

共感的応答がなぜ重要なのか

ビジネスや技術、研究の世界であれば、共感などはむしろ邪魔なものになる。商売敵やライバルに共感したりすれば、競争に負けるだけである。顧客に対して、共感した振りをするかもしれないが、腹の中では利益を上げることを考えられなければ、ビジネスマンとしては失格だ。研究者や技術者がすべきは、どの方法や仮説が優れているかということを巡る議論であり、議論する相手に気を遣って本当のことを言わなかったり、自分の願望に合わせてデータを書き換えたりすれば、もはや科学者としては失格である。そうしたことをしてしまえば、誰であろうと、情け容赦なくその世界から追放される。「そうしたかった気持ちはわかるよ」などという共感の入り込む余地はない。

アスペルガー・タイプの人にとって、数字と結果だけで勝負が決まり、心の機微や共感といった曖昧《あいまい》なものは排除できる世界はむしろ居心地がいいのである。

ところが、親密な関係においてはそうはいかない。心の機微を感じて、相手の発する言葉や行動に共感的に応《こた》えることが求められる。共感的に応答したからと言って、何の利益を生むわけでも、何らかの成果が上がるわけでも、新発見があるわけでもない。そういう点では、無意味な時間つぶしとも言える営みである。アスペルガー・タイプの人にとっては、無駄にしか思えないかもしれないし、そうする意味がわからない。

自分の興味のないことにはまったく関心を示さず、またそのことを取り繕うという配慮もしないというのが、典型的なアスペルガー・タイプである。悪気なく、興味のないことにはそっけない反応しか示さない。相手がどんなに関心を共有したいと望んでいても、自分の興味のないことには何の感想も言わずにスルーしてしまうのである。

ところが、後でみていくように、共感的応答は健康を維持していくために不可欠な心の栄養素なのである。特に夫婦や親子といった親密な関係で重要になる。ただ、そのニーズがとても高い人と、それほど必要としない人がいる。相手にはそれを求めるが、自分からは与えないという場合もある。アスペルガー・タイプの人では、自分があまり必要としないので、相手にも与えないということになりがちだ。

アスペルガー・タイプによくみられる他の特徴

共感的応答が乏しいこと以外にも、アスペルガーによくみられるいくつかの特徴がある。これらも、一緒に暮らしていくうえで、パートナーにとってストレスやりにくさの原因となる。そうした特性について知っておくことは理解と受容につながるだろう。

(1) 自分に興味がある話を一方的にする

アスペルガーの人は概して口数が少なく、自分から話すこともあまりないのだが、自分の興味のあることとなると、別人のように雄弁になってしゃべったりする。その場合も、相互的なやりとりではなく、一方的に自分の話したいことを話すのが特徴だ。会話を楽しむというよりも、講義を聴かされているような感じになり、相手はうんざりしてしまうこともある。

しかし、このタイプの人にとって自分の関心はとても大事なことなので、親密な関係を築いていこうと思えば興味を共有することが、重要な鍵《かぎ》となる。

(2) 記憶力がよく、得意領域はめっぽう詳しい

アスペルガーの人は概して記憶力がいい。そして、興味のある領域にはめっぽう詳しい。それは、とても良い点なのだが、その記憶力が自分を苦しめることもある。忘れたほうがいい不快な体験や傷つけられた言葉が頭に突き刺さったように記憶に残ってしまい、そのことを思い出す度に怒りにとらわれるということも多いのだ。このタイプの人には、否定的な言葉は、なるべく使わないようにした方がよい。

（3）過敏でこだわりが強い

アスペルガーの人は聴覚や嗅覚《きゅうかく》、触覚、味覚などの感覚が過敏な傾向がみられるが、ときには鈍感な場合もある。過敏さゆえに、好き嫌いが激しかったり、特有のこだわりがみられたりする。他の人にはまったく気にならない音や匂いが非常に苦痛に感じられたり、肌触りや温度に敏感だったり、特定の商品や銘柄でないと受け付けなかったりということも多い。こだわりとして生かせる場合もあるが、生活の制限になる面もある。

（4）聞き取りが弱く、相手の話が頭に入らない

トラブルや支障になりやすい問題として、聞き取りが弱いということがある。かなり優秀な人でもこの傾向が見られ、相手の話があまり頭に入らない。聞いているように見えても、案外わかっていなかったりする。「言ったじゃないの」と、後で責めても、「そんなの聞いていなかった」と言われるのが落ちだ。とくに他のことをしているときには、頭を素通りしてしまいやすい。一つのことに過集中する一方で同時処理が苦手なのである。こうしたトラブルを防ぐには、メモを書いて渡したり、メールやラインで伝えるようにしたりするのがよいだろう。

(5) 同じことを繰り返すのを好む

もう一つの大きな特徴は、同じ行動パターンを繰り返すのを好むということだ。新しいことにチャレンジするよりも、いつもの決まったことをするのが安心なのである。逆に急に変更したりすると、不機嫌になったり、落ち着かなくなったりする。ときには、パニックになったり怒り出したりすることもある。よかれと思って古い物を捨て新しい物に取り替えてあげたのに、罵られるということも起きる。

(6) 想定外の事態にパニックになりやすい

前項の特性とも関係するが、急な予定の変更や突発事に対してパニックになりやすく、うろたえたり怒りを爆発させたりする。ことに、二つ以上のトラブルやプレッシャーが重なったりすると、強いストレスを感じ、キャパオーバーになって混乱し、思いもよらないような行動に出ることもある。失敗した上に、感情的に叱責《しっせき》したりすると、パニックや怒りの反応を誘発しやすい。追い詰めないことが大事である。

(7) ルールや正確さにこだわり、白黒思考になりやすい

アスペルガーの人では、自分のやり方やルールしか受け入れられない傾向が強い。それに逆らおうとしたりすれば、強い反発が返ってくることになる。もっといい方法を教えようとしても、なかなか受け入れられず、お互いのストレスを増やすだけで終わることが多い。

白か黒かの単純化した思考パターンになりやすい。また、言葉も字義通りに解釈したり、以前の発言との食い違いや正確さにこだわったりするところもある。どうでもいい細かい点にこだわりすぎて、全体が見えないという傾向もある。

これらの特性も、パートナーと衝突が起きやすい要因となる。

回避型愛着も原因となる

アスペルガー・タイプと似たところもあり、カサンドラの原因になりやすいものに、回避型愛着スタイルがある。アスペルガー・タイプが、遺伝要因が強いのに対して、主に養育要因などの環境要因によって生じるもので、アスペルガー・タイプよりも症状的には軽いが、ずっと頻度の高い問題である。

愛着とは、親密さを支える土台となる仕組みで、幼い頃の母親との関係やその後の体験によって、その人固有のスタイルが作られる。安定型、不安型、回避型といったものに大きく分類される。そのうちの回避型は、親密な関係や情緒的な関わりをもつことを避けようとするもので、アスペルガー・タイプ（も含めた自閉スペクトラム症）に一見似ているが、症状は軽いにもかかわらず、対人関係の困難や生きづらさが、むしろ強い場合もある。

それに対して不安型は、過剰に愛情や承認を求め、それが得られないと強いストレスや怒りを感じるのが特徴である。不安型と回避型のカップルではギャップが生まれやすいことは容易に想像がつくだろう。実際、カサンドラに陥った女性には、不安型の人が圧倒的に多いのである。

アスペルガー・タイプの人をパートナーにもつと、いくらボールを投げても、投げ返してくれないどころか、そもそも興味を示してくれないし、愛着が不安定なパートナーでは、愛情を一方的に要求されるばかりで、自分には返ってこないということになりがちだ。

愛着の問題がからむケースでは、自分は共感や支えを必要として相手にそれを求めようとするのだが、相手にはそれを与える余裕がないということが起きやすい。自分の生きづらさをどうにかするので精一杯なのである。

愛着が不安定化すると何が起きるか

パートナーから共感的応答が与えられず、ある意味心理的ネグレクトを受け続けることで、愛着が不安定になったとき、どのようなことが起きるのか、もう少し詳しく見ていこう。

一つは、自分が受け入れられているか、愛されているかということに対する不安、つまり愛着不安が強まるということである。相手の反応や顔色、機嫌に敏感になり、相手が少しでも良い反応を示してくれると、うれしくなり、それが得られないと悲しくなったり落ち込んだりして、相手の反応に一喜一憂する。気持ちも不安定になりやすい。相手の意図や真意がわからず、混乱してしまう場合もある。自分に何かいけないところがあるのかと思ったりする。まだ愛情があるだけに、相手の問題とは思わず、自分の側の欠点を探すことも多い。

もう一つの反応は、思うような反応が得られないことで、怒りを感じ、イライラしたり、怒りを爆発させ、相手を責めることも見られるようになる。とても大切に思い、相手のためにといろいろ考えて行動しているのに、まったくそれに応えてくれないことに腹が立つのだ。ある意味、愛するがゆえに、それに応えてくれない相手が憎いとも言える。

さらに、そうした状況が続くと、求めることが空しくなり、また怒りに駆られて、パートナーを攻撃してしまう自分にも嫌悪を感じ、結婚したことや、これまで努力してきたことがすべて無意味に思えて、落ち込みが目立つようになる。どうにか日常生活や仕事はこなしているが、ただ惰性で走るしかないから走り続けているだけという状態である。本当は、何もかも投げ出したい。生きていること自体がつらくなってしまうこともある。

そして、最終段階がやってくる。パートナーに対する愛情や期待を捨て去ることで、共感的応答や思いやりの反応がない状況にも、なんとも思わなくなっていく。ただ同居している他人となり、愛情どころか、愛着さえも失った脱愛着が起きている。同居している他人でも、親しみや気遣いを感じながら、気持ちよく過ごすことはできるが、そうしたものは一切期待しない、他人以下の関係になる。こちらからパートナーに関心を示すこともなく、目の前にいても、いないも同然の存在となる。

このように、①不安や混乱、②怒りと攻撃、③抑うつ、④脱愛着と無関心、という反応が起きる。その順番は、ケースによって多少異なっていたり、同時にいくつかの反応が併存している場合もある。

ある部分では、脱愛着を起こして、前ほど期待しなくなっているのだが、怒りや攻撃の反応がときどきみられたり、落ち込んだりするというケースは多い。きちんとした手当てがなされないまま時間だけがたったというケースでは、そんなふうになりがちだ。どうにか諦《あきら》めをつけてきたが、それでも、傷が癒《い》えるどころか、まだ疼《うず》いているという状況である。生殺しにされるような、残酷な悲劇だとも言えるだろう。

精神症状として表に出るのは、主に、②の怒りと攻撃、③の抑うつである。②は、かつて女性のヒステリーとして扱われた、イライラと爆発が典型的だと言える。③は、女性のうつの重要な要因となっていると考えられる。これらが、ヒステリーやうつとして捉《とら》えられたとき、あたかもそれは、その女性の問題であるかのようにみなされていることに注意してほしい。実際には、それはパートナーの問題を反映したものなのであるが。

愛着や共感的応答の仕組みについての理解は、カサンドラ症候群を乗り越える上で鍵を握ることになるので、後の章で詳しく扱うことにしたい。

ソクラテスの妻も漱石の妻もカサンドラに苦しんだ

カサンドラ症候群という認識が生まれたのは最近のことだが、カサンドラは、ずっと昔から存在していた。たとえば、ソクラテスの妻クサンチッペは、哲学者の夫の偉大さを理解しない悪妻の代表のように言われてきたが、妻の幸せのことなど少しも考えず、通行人を相手に議論をふっかけて、哲学問答をしてぶらぶらしている夫に、いらだたない妻などいないだろう。クサンチッペがヒステリーばかり起こして、哲学者の夫に怒鳴り散らしていたとしても、それは、彼女だけのせいだろうか。クサンチッペもまた、カサンドラ症候群に苦しんでいたのではないかと思われる。

古代ギリシャにまで例を求めなくても、カサンドラの悲劇に苦しめられた女性のケースは、枚挙にいとまがないほど見いだされる。大抵は、その苦悩に共感されるどころか、悪妻として扱われている。その一人が、文豪夏目《なつめ》漱石《そうせき》の妻、鏡子《きょうこ》だ。

鏡子は、熊本で暮らしているとき、白川《しらかわ》に身を投げて自殺しようとしたことがあった。「ヒステリー性」の精神疾患を病んでいたとされ[3]、ふさぎ込んだり、イライラしたり、情緒不安定になっていた。流産したことが直接のきっかけではあったが、東京育ちで見知らぬ土地に慣れないうえに、流産からまだ回復しきっていない妻の事情などおかまいなく、学生を大勢自宅に招いたり、引っ越しをしたりしたことも響いたようだ。

その後も、鏡子のヒステリーは尾を引くことになり、いかに漱石の足を引っ張ったかにばかり言及されることが多いのだが、英文学と俳句に没頭し、妻の気持ちなど、ほとんど眼中になく、心を通じ合うことができない夫をもった妻が味わう苦労と淋《さび》しさは、外からではわからないものがあったに違いない。そのつらさを理解し、ねぎらってもらうどころか、悪妻の代表のようにみなされてしまうのが、カサンドラである妻が味わう苦しみを象徴していると言えるかもしれない。

そもそも熊本に仕事を求めたのも、漱石が暗い過去の呪縛《じゅばく》から逃れるためでもあった。漱石は、幼くして里子に出され、一旦《いったん》実家に引き取られたが、また、しばらくして子どものいない夫婦の養子になった。漱石は、その夫婦にあまり懐かず、その後、再び実家に帰ることとなった。しかし、実家にも居場所はなく、心に孤独な闇を抱えることになった。空気を読まない不躾《ぶしつけ》な発言や泣いている子に怒鳴り散らしたという神経質さは、アスペルガーの人の特徴にも似るが、多分に不安定な愛着の問題が混じっていたものと思われる。

漱石を一時期育てた養母が、彼が立派になったことを知り、生活援助を無心してきたりして、そうしたことにも嫌気がさし、熊本まで逃れてきたという経緯もあったのだ。

だが、そこに巻き込まれる妻としては、とんだ災難だったと言えるだろう。熊本在任中に、漱石は英国留学を命じられることになり、妻子を残して一人ロンドンに旅立っていく。鏡子は東京に戻ることができ、夫と離ればなれになったにもかかわらず、状態は落ち着いていった。しかし、それは嵐の前の静けさだったとも言える。二年後、夫がロンドンから帰ってきたとき、幻聴や被害妄想に苦しみ、一人大声を出して叫ぶような状態になっていたからである。

鏡子はそんな夫と暮らし続けることになる。鏡子が、どのようにしてその生活を乗り切り、夫の作家としての成功を支えたかについては、後で触れたい。

アスペルガーでもうまくいくケースもある

アスペルガー・タイプは、カサンドラ症候群のパートナーにみられる代表的な問題なのであるが、連れ合いがアスペルガー・タイプだからといって、必ずパートナーがカサンドラ症候群になるわけではない。アスペルガー・タイプの伴侶《はんりょ》と良好な関係をたもっているカップルも多数存在するのだ。

うまくいっているケースと、関係が悪化してしまうケースの違いはどこにあるのだろうか。うまくいっているケースによくみられるのは、関心や価値観、活動スタイルに重なる部分が大きいということである。

学者や研究者の夫婦には、そういうカップルが少なくない。研究者同士で、ライフスタイルや関心も共通し、趣味はバイオリンで、休日は一緒に演奏をして楽しむといったカップルもいる。どちらも子どもをもつことには興味がないので、そうした点でもめることもない。

もう一つの組合せは、パートナーがその人の才能や能力に惚《ほ》れ込み、保護者役を全面的に引き受けた場合である。パートナーは、自分自身では特別な野心をもたないが、特別な能力をもった存在を礼賛し、サポートすることに生きがいを見いだしている。たとえば、高い学歴や能力をもつアスペルガーの人物に、学歴や能力にはコンプレックスをもつがゆえに、礼賛と尊敬を捧《ささ》げ、世話をすることで、その活躍を支えようとする。特殊な能力をもつ存在を介して、自分の力では得られないものを間接的に手に入れているのかもしれない。

もちろんそこにも苦労はあり、途中で嫌気がさすということも起こりうるのだが、学者や芸術家の妻として生きた人には、しばしば認められる一つの生き方である。

同好の士と保護者役という両方のパターンが、ほどよく混じり合っている場合もある。それは、ある意味、もっとも幸運な形かもしれない。

だが、世は自己愛の時代である。保護者役に回り、満足できる人は次第に少数派となり、サポート役に回るよりも、自分も主人公として輝きたいと思う。アスペルガー・タイプの人を盛り立て、支えることに、生きがいを感じられる人は、昔ほどいないと言えるだろう。その辺に、カサンドラで苦しむ人が増えている一因があるとも言えるだろう。

隠れカサンドラも多い

カサンドラ症候群を抱えて、相談や治療を求めてやってくるケースには二通りある。一つは、パートナーとの関係が一番のストレスになっていることが自覚され、夫とのことをどうにかしたいと、明確に訴えるケースである。もう一つは、不安やうつや身体的な不調をどうにかしてほしいと来られるのだが、背景をみていくうちに、パートナーとの関係がストレス要因として浮上してくるケースである。前者は、自覚されたカサンドラ症候群だと言えるのに対して、後者は問題のありかが自覚されていない「隠れカサンドラ症候群」だと言える。

既婚女性のうつ症状や不安症状、身体的不調の背景には、かなりの割合で「隠れカサンドラ」が潜んでいる。いずれの場合も言えることは、うつや不安などの症状に対して薬を出し、治療を施したところで、その場しのぎにしかならないということである。根本的な原因を除去するか改善するかしない限り、症状は一進一退を繰り返しながら、何年も、ときには何十年も続くことになる。

ケース　Yさん

五十代の女性が、「何事も心配しすぎてしまう」ところがあり、それが一層強まっていると来院した。次々と心配の種を見つけてしまい、それで不安になり、気持ちも晴れない。息子の就職先が、業績悪化でつぶれたらどうしようとか、彼女ができて付き合っているが、妊娠させたらどうしようとか、心配して、夜も眠れない。この状態がいつまで続くのかと思うと、余計つらくなるという。

ここまで聞いた話では、心配性の女性が、息子の就職問題を機に、心配が高じて、うつ病を発症しているのかと思われるかもしれない。だが、もう少し話を聞いていくと、彼女はもう一つ深刻な悩みを以前から抱えていることがわかった。

それは、夫とのコミュニケーションがうまくいかないことである。息子のことも相談したいのだが、相談しても話にならず、怒り出したり、こちらを責めてくるので、何も言えないのだという。ことあるごとにぶつかり、大げんかになることも度々だという。夫は大変細かいところを気にする性格で、自分の決まった仕方でしか何事もしない。見ているだけでイライラしてしまう。こうした方が、もっとうまくいくのにと思って、アドバイスをしようとしても、「うるさい！」と耳を貸そうとせず、すぐに怒鳴りだす。

夫との諍いがエスカレートするようになったのは、一年半ほど前に夫が退職し、家にいるようになってからだった。Yさんの旦那さんは、長年経理の仕事をしてきた人で、会社では有能だったらしいが、昔から融通が利かず、思い通りでないとすぐ癇癪を起こして、ときには手を上げることもあったという。それでも会社に行ってくれていたので、まだましだった。家にいるようになってから、食器の洗い方や掃除の仕方まで、細かい口出しをしてくるようになった。それでいて協力してくれるわけでもなく、こちらが忙しくしているときも、気を利かして手伝うわけでもない。

半年ほど前から自治会の役を引き受けることになり、夫と自治会の仕事をするようになって、ちょうどよかったと思っていたら、まったく見込み違いだった。夫は、ひどく非常識なところがあり、やることなすことが、見ていてハラハラする。これでよく会社で仕事ができていたなと思うほどだ。

Yさんは、夫のやり方では、クレームが出るのではないかと心配になり、一生懸命助言するのだが、夫はまったく聞いてくれず、ことあるごとにぶつかるようになったのだ。

そんな状況のときに、さらに息子の就職問題が加わって、Yさんは、すっかりいっぱいいっぱいになってしまったのである。

夫を直接診断したわけではないので、正確なことは言えないが、決まりきった行動パターンを好み、想定外の状況に対して癇癪やパニックを起こしやすいこと、潔癖で神経質なこと、共感的で相互的なコミュニケーションがとれないことなどから、自閉スペクトラム症の傾向が推測された。親密な人とのかかわりよりも、仕事や自分の興味の方を優先し、情緒的なかかわりを誰とも持ちたがらないことから、回避型の傾向も推測される。

一方、妻のYさんの方は、心配性と世話焼きで、自分が心配しても始まらないとわかっていても、先のことまで取り越し苦労をしたり、最悪の事態まで考えて悩んでしまうところがある。こうした行動は「強迫的世話」とも呼ばれ、世話や心配をしないではいられないという一つの特性である。この強迫的世話は、子どもの頃、不安定な親の顔色を気にしながら、子どもの方が親をなだめたり、機嫌をとったりして育ったという人によく認められる。

実際、話を聞くと、Yさんの父親は気むずかしい職人気質の人で、気に入らないと雷が落ちたり、ときには手が出たりして、母親やYさんもよく殴られていた。母親も母親で、小言や不満が多く、両親が機嫌をそこねないように、いつもびくびくしながら、家事をしたり、きょうだいの面倒を見ていたという。

相手の顔色を気にして、機嫌をとったり献身したりする一方で、自分の思いが伝わらないと、怒りがこみ上げてきて、相手を責めてしまうというパターンは、不安型の愛着スタイルに典型的なものである。不安型の人は、承認欲求が強く、自分が相手から認められているという確信が得られないと、不安でたまらず、落ち着かない。一生懸命世話をするのも、相手から認められ、喜ばれたいという気持ちからもきているのだ。

その意味でも、不安型と回避型のカップルは、不安型の人の承認欲求が全然満たされないという問題を抱えやすい。不安型の人は、特に共感的応答をたくさん必要とする。回避型の人はあまり必要としない。たっぷりとした水分を必要とする湿潤を好む植物と、乾燥した土地に適応したサボテンのような植物との違いだと考えると、その差がよくわかるだろう。

共感などあまり必要としない回避型の人は、そういうことにそもそも関心がないし、共感的なかかわりが、水と同じくらい必要な人がいるということさえ、ピンとこない。相手が怒っていることが、なぜそんなふうに目くじらを立て、金切り声を上げているのか、腑《ふ》に落ちず、「ヒステリー」としか思えないのだ。

Yさんの問題は、夫からの共感的応答が得られないことによってカサンドラ症候群が起きていると理解することができるだろう。Yさんの問題を、うつや更年期障害と診断し、その症状の改善を図るだけでは、症状を多少紛らわすことはできても、根本的な改善が得られないのである。カサンドラ症候群、つまりパートナーからの共感的応答が不足することによって、愛着の仕組みがうまく機能しなくなっている状態だと見立てることで、真の問題改善の道も見えてくるのである。

夫がカサンドラというケースも

親と子という関係であれば、圧倒的に親の影響力が強く、子どもの問題には、親側の問題が反映しやすく、主原因が親側にあるということが多いのであるが、夫婦の関係になると、夫の方が今でも経済力などで優位な立場にあるケースが多いとは言え、かつてのように横暴で支配的な夫は一般的ではなくなり、夫と妻の立場はより対等なものとなってきている。その結果、妻の側にもっぱらみられるものであったカサンドラ症候群が、夫の方に見られるというケースも、昨今は少なくない。

妻がモンスター化する場合も

ときには、カサンドラ役とアポローン役が入れ替わるということも起きる。
それは、どういうことか。たとえば、次のようなケースである。Mさんは、うつ状態や身体の不調を抱えながらも、家庭のことを我慢してやってきた。Mさんのストレスは、明らかに夫との関係にあった。夫は、とてもワンマンな上に、乱暴なところもあり、逆らうと何をされるかわからないので、不満をかかえながらも、夫の意に従うしかなかった。いつしか、そうしたストレスが、心身を蝕《むしば》むようになっていたのだ。この時点では、彼女がカサンドラだったと言える。

ところが、忍耐が限界になったMさんは、怒りの発作にとらわれると、別人のように夫を責め立て、泣き叫び、それを力で押さえ込もうとすると、刃物を持ちだしてきて、自分を殺せと言ったりするようになった。何度も警察が呼ばれる事態も起きた。力で妻を支配していた夫も、まるで自爆テロとも言えるような捨て身の戦術に出られては、勝手が違ってしまった。怒鳴りつけたり、暴力をふるったりすれば、ベランダから飛び降りるか、刃物を突き立てかねない妻の様子に、夫もさすがに怖くなり、刃向かえなくなったのである。

そうなると、立場がすっかり逆転していく。妻の調子に振り回され、夫は、最近眠れず、血圧も高くなって体調がすぐれないとぼやいている。それでも、さからうと、また大変なことになるので、妻のわがままに、夫は苦笑いを浮かべながら、黙って従っている。妻はそんな夫を尻目《しりめ》に、家事は一切せず、夫をかしずかせている。

かつて多かったヒステリーやヒステリー性精神病には、〝家庭内の革命〟というような別の意味があった。ずっと虐げられ、夫や家族のために尽くし続けてきた女性が、限界を迎えて、身体が動かなくなったり、憑《つ》き物がついたようになったり、精神病的な状態になる。それによって、支配者と被支配者の関係が逆転するのである。

家事をするどころではなくなり、夫や家族は、逆に当人の面倒を見なければならなくなる。この状態が、いつになったら元に戻るかと不安に思い、もし元に戻らなかったら、この先、どうなるのかと暗澹たる気持ちを味わう。それとともに、これまで無理なことばかりやらせ過ぎたとか、優しくいたわってやることもしなかったとか、後悔の念を覚える。心から後悔し、いたわりの気持ちを取り戻して、優しく接した場合には、大抵短期間のうちに回復することが多かったのだが、本気で向き合わずやりすごすだけでは、なかなか回復しないケースもあった。

カサンドラ症候群も、本質的には同じことが起きているのだが、ヒステリー性精神病ほど激烈なものではないため、かえって気づかれにくかったり、家族が本気で変わろうとする方向に動いてくれないということにもなる。だが、そこで何が起きているのかを理解すれば、本人の治療や努力だけでは、どうにもならない問題があることは明らかである。問題の根本要因は、パートナーとの関係にあり、そこが変わらない限り、苦しみは終わらないのである。

第二章　原因はアスペルガーだけではない

アスペルガーだけが原因ではない

配偶者のアスペルガー症候群が、カサンドラ症候群を引き起こす主要な要因とされているのだが、実は「大人の発達障害」というものについて、近年、重大な事実がわかり、それほど単純化して良いものか、疑問がわき起こっている。

アスペルガー症候群という用語に変わって、専門家の間では、自閉スペクトラム症（ASD）という用語が使われることが多くなっているが、自閉スペクトラム症は、幼い頃からの発達、特に社会性やコミュニケーションの発達に課題がみられるものをいい、遺伝要因が非常に強いと考えられている。

ところが、近年の研究で、まったく見分けのつかない状態が養育環境の問題によっても生じうるということがわかってきたのだ。また、小学生頃までは、社交的で活発だった子が、青年期以降、孤独を好む性格に変わったりすることもある。

アスペルガーや自閉スペクトラム症のように見えるからと言って、発達障害とは限らないのだ。子どもの場合でも、発達障害なのか愛着障害なのか、境目が明確でないケースがあるが、大人の場合には、さらにさまざまな要因が混じって、見分けが難しい。発達障害と思われているケースも、実はそれほど単純に、発達障害だとは言えないケースの方が多いのである。

たとえば、大人のＡＤＨＤと呼ばれるものも、三十八年にもわたる研究の結果、その九割は、発達障害ではなかったという事実が判明した。

共感性が低下した状態について、大人のアスペルガーといった〝診断〟が、振り回されがちであるが、実際には、発達障害と言えるものはごく一部である。ただ、問題がないというわけではない。大人のＡＤＨＤの多くが、気分障害や不安障害、薬物やネットゲーム、ギャンブルなどの依存症、パーソナリティ障害や愛着障害を抱えているのと同様に、「大人のアスペルガー」と、周囲から思われている人も、共感性などの課題が実際に起きているのであり、その要因としては、発達特性以外にも、養育環境の影響による愛着障害やパーソナリティ障害を抱えていることも少なくないし、さらにそこに職場環境のストレスが加わり、ネットやゲーム、アルコールへの依存症、うつなどの気分障害を来し、それらがトータルに作用した結果として、共感性の低下が起きている場合もある。問題は重層的であり、何段階ものプロセスを経て、現状に至っていることの方が普通なのである。

「思いやりや配慮がないのは、アスペルガーだから」だと、決めつけることはたやすいが、残念ながら、アスペルガーのせいにしても、本当の理解や問題の改善には、なかなかつながらない。

アスペルガーといった遺伝的特性だけでなく、養育要因などの環境要因、職場及び家庭でのストレス要因など、トータルな視点で振り返り、理解することが重要になってくる。

原因となるさまざまな状態

したがって、アスペルガー症候群のような発達障害が問題というよりも、さまざまな要因の結果、パートナーに対する共感性が低下し、思いやりのある相互的なコミュニケーションがとれなくなっていることに真の問題がある。

アスペルガーと思われている状態も、障害としてみた場合には、ほとんどが軽度なレベルのものであり、養育要因も関与した愛着やパーソナリティの課題として捉えた方が適切と思われるケースも少なくない。ギャンブルやネットゲームなどへの依存症が、パートナーとの関係を損なっている場合もある。

アスペルガー症候群以外に、共感性の低下をきたし、パートナーをカサンドラにしてしまいやすい状態がいくつかあり、それについて知っておくことは、より実態に即したカサンドラの理解につながるだろう。

（1）回避型愛着スタイル

その一つは、自閉スペクトラム症としばしば見分けが難しい回避型愛着スタイルである。これは、先にも簡単に触れたように、親密な対人関係や情緒的な関係を避ける傾向をもった愛着タイプである。愛着タイプは、一歳半頃にすでに七割程度決定すると言われ、十八歳の頃には、その人固有の愛着タイプが固まり、愛着スタイルと呼ばれる。

昨今、回避型の人が増えているとされ、一歳半の段階では一割程度が該当するだけだが、大学生を対象にした調査では、四割もの人が該当したというデータもある。身体を使って遊ばなかったり、あまり対面コミュニケーションをとらない生活様式も影響している可能性がある。

自閉スペクトラム症の有病率は、一％程度とされ、ごく軽度のものを含めても、一割程度である。それに対して、若者における回避型の割合が四割にも上るとすると、いわゆる

「大人のアスペルガー」と呼ばれているものには、本当のアスペルガーや自閉スペクトラム症よりも、回避型のケースがかなり混じっていると推測される。

回避型の人には、情緒的で共感的な交流を避け、自分一人でできる活動を好む傾向があるため、そうした面では、自閉スペクトラム症とよく似ていて、区別がつきにくい。ただ、自閉スペクトラム症に認められる、コミュニケーションや社会的スキルの障害、同じ行為を繰り返したり、細部にこだわったりする傾向や感覚過敏といった症状は軽度で、職場では、特に差し支えなく業務をこなし、同僚との関係もあまり支障がないというのも特徴だ。もちろん、親密な関係を築くのを避けてしまうので、職場以外の付き合いはもとうとせず、同僚との関係も表面的で、孤立しやすいところはある。

しかし、アスペルガー症候群と診断されるレベルの人では、職場でのコミュニケーションや業務の処理にも大きな困難を抱えるのが普通であり、顕著な生活障害を伴っている。そうした状態と比べると、パートナーがカサンドラ症候群を起こしている実際のケースをみると、家庭生活以外の面では、それなりにやれていることが多く、そもそもアスペルガー症候群と診断すべきレベルではないものがほとんどである。むしろ、回避型愛着スタイルや、後で述べるようなパーソナリティの問題として理解した方がよいケースが多い。

回避型愛着スタイルは、共感的な応答が少ない環境で育つことに、主な原因があると考えられている。実際、生後六ヶ月の時点で、共感的な応答を増やすように指導を行ったグループと、通常の対応だけを行ったグループで比べると、共感的な応答を増やすことによって、子どもが回避型になるのを大幅に減らすことができたのだ。孤独を好む気質は、遺伝的特性が大きいように思われるのだが、意外にも、幼い頃の関わり方の結果かもしれないのである。

親も忙しく、家族が顔を合わせて、一緒に何かをする時間も減っている。保育所で幼い頃から育った人では、回避型になりやすいことが報告されている。遊びやコミュニケーションの形態も変わり、スキンシップや顔と顔を向き合わせてかかわる機会も乏しくなる一方だ。そうした環境に適応する中で、他人とかかわるよりも、一人でいる方が気楽だと感じ、親密な関係を避けるようになってきているのだろう。それはある意味、近代的で無機質な環境に適応した結果でもあるだろう。

広がる不安型の人とのギャップ

共感的応答をあまり求めようとしない代わりに、自分も相手に共感的な応答をしないというスタイルが回避型の神髄である。

ところが、それとまったく正反対な愛着スタイルが不安型だ。不安型は、回避型とは真逆で、共感的応答を過剰なまでに求めようとする。自分を認めてほしいという思いが強烈に存在し、パートナーに対しても共感的応答を強く求めようとする。それが得られないと、愛されているという実感がもてず、自分の存在価値さえ感じられないようになってしまう。

こうしたことを踏まえると、カサンドラになる女性に不安型が多いのは、必然と言えるだろう。人一倍共感的応答が必要なのに、それが不足するわけであるから、その苦しみや悪影響も強まってしまうのである。

(2) 恐れ・回避型愛着スタイル

親密な関係を避けるという点で似ているが、回避型よりも、さらに傷つきやすく、複雑な特徴を示すのが、恐れ・回避型と呼ばれる愛着スタイルである。

親密な関係を避けるという回避型の側面だけでなく、自分を認めてほしいという不安型の側面ももつため、本当は関わりや愛情を求めているが、拒否されたり、傷つくのが怖くて、自分をさらけ出せないという葛藤を抱えやすい。

人との打ち解けた関わりはあまり必要としないという回避型の方が安定しており、無理して親しくなろうとしない限り、悩むことも少ないのである。実際、回避型の人が相談にやってくるという場合、自分としては別に困っているわけでも悩んでいるわけでもないのだが、周りがとやかく言うので、仕方なくやってきたということが多い。妻がカサンドラになったとか、妻から離婚すると言われて、このままでは大変だと、やっと危機感をもち、自分の課題に気づくというケースも少なくない。

それに対して、恐れ・回避型の愛着スタイルをもつ人では、自分自身が苦しさを抱えている。本当は人ともっと気軽に打ち解けて関わりを持ち、愛情を育《はぐく》みたいと思っているのに、恐れる気持ちから、それができないというジレンマを抱えている。その恐れる気持ちには、拒絶されたり、嫌われたりするのではという恐れがあるが、さらにその根底には、自分というものは恥ずかしい、みっともない存在だとか、どうせ馬鹿にされたり、捨てられたりする価値のない存在だという自己否定がある。

なぜ、そのような自己否定を抱えてしまったのか。そこにかかわっていることが多いのが、親から繰り返し加えられた否定であり、心理的、身体的虐待である。ただ、ケースによっては、養育の問題よりも、イジメやハラスメント、身体的、性的暴力が影響しているケースもある。

恐れ・回避型の場合、共感的応答が乏しいといった単純な表れ方にはならず、共感的応答が変動するという形で表れやすい。相手にはわかりにくい些細なことで、自分を否定されたり拒否されたりしたと感じると、急に共感的応答がなくなるだけでなく、まったく正反対の拒否や攻撃的な態度が表に出てくるのだ。相手は何が起きたのかわからないまま、不機嫌のスイッチが入ったと感じ、それにつられる形で、相手も不機嫌な態度をとってしまうと、一気に険悪な状況に至ってしまう。

というのも、当人からすると、自分が傷つけられたと感じているのであり、当人の本音としては、相手が非を悟って謝ってほしいというところなのである。なのに、謝るどころか、不機嫌な拒否や攻撃に対して、同じように反撃されると、やっぱり自分のことなど何もわかっておらず、これまで自分を傷つけてきた多くの人と同じように、自分を否定しようとするのだと受け取ってしまうのである。

恐れ・回避型の場合には、表の反応と本音が違う両価性が強まり、逆説的反応と呼ばれる、あまのじゃくな行動も加わるため、パートナーとしては、相手の本音が見えにくく、戸惑うことになりやすい。不機嫌に不機嫌で、攻撃に攻撃で返したりすれば、火に油を注ぐ結果になってしまう。

恐れ・回避型の人は、心の傷を抱えていることが多く、それだけ傷つけられることにも敏感である。相手がしてくるように返すという常識的な対応では、まずうまくいかない。より高い共感性で、気持ちを汲《く》み取った対応をすることが必要になる。

うまくいっていた時期があるのに、なぜ？

恐れ・回避型の人をパートナーにもつという場合でも、最初から関係が悪いというわけではない。もしそうであれば、そもそも結婚にまでは至らないであろう。少なくとも最初のうちは、良好な関係で、それなりにうまくいっていたということも多いのである。ときにはぎくしゃくすることはあっても、また仲直りして、安定した関係を維持できていたのだ。

それが、なぜ、いよいよ関係が不安定になり、別れるしかないというところまで、追い詰められてしまうのだろうか。

その要因としては、何らかの事情で、パートナーが本人を支えるために費やしていた時間やエネルギーを、以前のように割けなくなったということが多い。

たとえば、子どもができる、子どもに障害が見つかる、実家の親の介護が必要になる、仕事の負担が増える、病気にかかる、などがしばしば出会う要因である。恐れ・回避型の人は、繊細で傷つきやすく、とても丁寧な扱いを必要とする。パートナーにそれだけの気遣いをする余裕がなくなったとき、こちらを助けてくれるどころか、逆に困らせるようなことをし始めるのだ。

では、どうすればいいのか。大変ではあるが、中途半端なことをしていたのでは、事態は悪化するばかりだ。ここは踏ん張りどころと気持ちを切り替え、当人にしっかり向き合う時間を確保することである。一週間のうちのこの時間は、当人とだけ過ごすというような配慮をすると、安心を取り戻し、落ち着きやすい。

逆に、退職によって、それまで生活リズムを維持するのに役立っていた仕事がなくなり、接触する時間が増え、依存が強まることで、関係が悪化する場合もある。恐れ・回避型の人は、ほどよい距離がある方が、安定を維持しやすく、依存してくると、どんどん支配的な面を強めてしまうところがある。

こうした場合には、どちらかが仕事に出るなどして、距離を取り直すことで、バランスが良くなることが多い。

ハーロウ夫妻に起きたこと

愛着の解明にも大きな貢献をすることになる心理学者のハリー・ハーロウと、その妻クララは、人も羨《うらや》む理想的なカップルであった。

ハリーが新任の大学教員としてやってきたウイスコンシン大学心理学部の大学院生だったのが、魅力的な女性クララである。内気で、緊張が強く、発音も明瞭《めいりよう》でなかったハリーは、学生たちからブーイングの洗礼を受けることになったが、クララは、そんなハリーをひそかに応援し、うまく対処する方法を考えてくれたりした。クララは、思いやりのある、明朗闊達《かったつ》な女性で、よくしゃべり、よく笑った。陰気で、社交よりも孤独を好むところのあるハリーとは、正反対な性格だったと言える。

しかも、クララは頭脳優秀で、五歳のときに難解なウィリアム・ブレークの詩を読み、姉たちの代数の問題を、姉たちよりもすらすらと解くことができた。[4] 十五歳で高校を卒業し、大学に進んだが、年上の同級生の中で、彼女の成績はトップだった。二人が出会ったとき、クララはまだ二十一歳だったが、大学院生であるだけでなく、その能力を認められて研究助手を務めていた。負けず嫌いな、とびきりの才媛《さいえん》だったわけだ。

社交的で明るく、会話をリードしてくれるクララといると、社交が苦手で、口数の少ないハリーも、打ち解けることができた。クララがそんなふうにことを運んでくれたのだ。なぜかクララは、その頃はまだ名声にはほど遠かった、ぱっとしない新任教官に惹《ひ》かれるものを感じていた。

彼女が書き残した当時の記録には、「ハリーといると、ありのままでいられる幸福感」を感じていたことが記されていた。

ハリーを、その特徴から、アスペルガーだと推測する人もいるかもしれないが、ハリーに対するクララの反応からは、どうやらその可能性は低いように思える。では、ハリーの内気さや打ち解けない態度は、どこから来ているのだろうか。ハリーの生い立ちを知ると、その謎が氷解する。

ハリーは、すぐ上の兄が重病を抱えていたため、母親の愛情をすべてその兄に奪われ、ネグレクトされて育っていた。自身、回想しているように、彼は、大きくなってからも、幼い頃に味わったネグレクトの傷跡を引きずっていたのである。ハリーはアスペルガーであった可能性よりも、回避型の愛着を抱えていた可能性がずっと高いと考えられる。アスペルガーのような印象を与えるケースの何割かは、養育要因によって生じているのである。

二年後二人は結婚する。ところが、結婚は最初からクララに大きな犠牲を強いることになった。当時の大学は、夫婦が同じ職場で働くことを認めなかったのだ。結局、クララがキャリアを諦めるしかなかった。クララは大学院を中退し、百貨店の洋服部門のバイヤーの仕事に就いた。その仕事でもたちまち頭角を現すのだが、それも、子どもができるまでのことであった。

一方、彼女が自分の分までキャリアを託した夫の方は苦戦していた。ラットやカエルを使った実験では、心理学の名に値するような結果は得られなかったのだ。

そんなとき、霊長類で研究すべきだと言ったのは、妻のクララだった。もちろん、言うは易く行うは難しであったものの、その一言から、ハリー・ハーロウのその後の華々しいキャリアが切り開かれることになったのである。

アカゲザルの赤ん坊を使い、針金でできた人形「ハードマザー」と、布を巻き付けた柔らかな人形「ソフトマザー」のどちらで多くの時間を過ごすようになるかという有名な実験をはじめ、愛着の存在とそれが果たす役割を解明する、いくつもの重要な研究が行われることになる。

だが、実験室で、愛情が育まれ維持される仕組みの解明が進む一方で、その家庭では、皮肉なことに、夫婦の愛着が崩壊の危機に瀕していた。

ハリーの研究は佳境にさしかかっていた。ちょうどそこに二人目の息子が生まれた。ハリーは、家に帰って家事や育児の手伝いをすることよりも、研究の方を優先し、ますます多くの時間を実験室で過ごすようになった。ハリーからすれば、今が研究者として勝負の時で、研究に没頭することは当然のことに思えていただろう。だが、クララからすると、夫の態度は、研究を言い訳にして家事や育児といった雑用から逃れ、自分だけがやりたいことをやっているとしか思えなかったのだ。

二人の間には溝が広がり、ハリーは家に帰ってきても無口になり、会話らしい会話も交わされなくなっていく。週末も実験室に出かけ、家庭を顧みない夫に、クララはせめて上の息子だけでも連れて行けと要求し、ハリーは仕方なく息子を帯同したが、息子は父親らしい言葉一つかけてもらうこともなく、実験室に放っておかれただけだった。ハリーの頭には、自分の研究のことしかなかったのだ。

そして、ついに夫婦の亀裂《きれつ》が決定的となる瞬間を迎える。妻の怒りの言葉に反応してのことだろうが、ハリーは、「もうきみを愛しているかどうかわからない。きみが僕を愛しているかどうかもわからない。だいたいきみは僕を愛したことがあったのか？」[5]と言ってしまうのである。十四年間の結婚生活をすべて否定する言葉を聞いて、クララも、夫に対してもはや何の親しみも感じていないことを自覚する。

離婚を申し立てたのは、クララの方であった。ハリーは反論せず、二人の息子の親権も半分の財産の権利も、クララに譲り渡した。ハリーは、あのときの一言を悔いはしたが、クララの前にひざまずいて許しを請うこともしなかった。

二人には、誰も予想だにしない展開が後で待っているのだが、そのことを考えれば、ハリーが意地を張らずに、自分の非を認めていれば、離婚という事態も、それによって、我が子を傷つけ、自らも深く傷ついて酒浸りの状況に陥ることも避けられたであろう。

妻の抱く不公平感が根底に

クララは、夫の非協力的な態度や共感的な応答不足によって、カサンドラ症候群に陥っていたと言えるだろう。クララの場合は、自分の方だけが一方的にキャリアを犠牲にしなければならなかったという思いを引きずっていた。それゆえに、育児や家事をすべて自分に押しつけ、研究だけを優先しようとする夫の態度が許せなかったのである。

しかし、こうした状況は、決して大昔の話ではない。現代でも、キャリアを求める女性ほど、クララと同じような葛藤に直面する。仕事に没頭できる夫を支えながらも、妻が犠牲にしているものに気づいてくれない夫に対して、複雑な思いを抱かずにはいられない。

そうした怨念《おんねん》があったにしろ、クララほど賢い女性であっても、家庭に背を向ける夫に対して、罵ったり、金切り声を上げたり、非難することでしか、助けを求めることができなかったのだ。そして、もともと共感的な応答の苦手な、回避型の夫は、妻がいきり立てば立つほど家に寄りつかなくなり、そっぽを向いたのである。クララに回避型についての知識があれば、その後の何十年かの人生を別の形で過ごすこともできたであろう。

パーソナリティ障害も要因となる

パートナーにカサンドラを引き起こす代表的なもう一つの状態は、共感性の低下を伴う、いくつかのタイプのパーソナリティ障害である。自己愛性、強迫性、回避性、妄想性、シゾイド、失調型などのパーソナリティ障害が挙げられる。これらのケースでは、対外的には良い夫とみられていることも多く、妻の苦しさは理解されにくい。

このうち、シゾイドは、自閉スペクトラム症と重なる部分が大きいとされる。

それ以外のタイプも、こだわりの強さや一方通行のコミュニケーションになりやすい点など、自閉スペクトラム症と一部似た特徴を示し、軽度な自閉スペクトラム症が疑われる場合もある。ただ、それだけにとどまらない問題を抱えており、養育要因や体験的要因の影響も大きいと考えられる。自己愛性では回避型の愛着と同居することも多い。回避性、妄想性では、恐れ・回避型が併存することが多い。

(1) 自己愛性パーソナリティ障害

自己愛性パーソナリティ障害は、肥大した自己愛と他者に対する共感性の乏しさを特徴とし、傲慢《ごうまん》さや他者を見下した態度、誇大な願望や理想、自己顕示性、自己中心的に相手を利用しようとする傾向や冷酷さなどがみられる。自信に満ち、一見すると魅力的で、頼りがいがあると感じられるため、自分に自信がないタイプの人は、こうしたタイプの人に惹きつけられやすい。親密な関係にならないと、身勝手な面や思いやりのない面に気づかないことも多く、肉体関係もできて、心理的に支配されてしまっているという状況で、関係から逃れられないままに結婚してしまい、やがてDVなどの問題に直面するというケースが少なくない。

物質的には満ち足りていても

H子さんは、資産家のお嬢さんだった。大学時代、H子さんには好きな人がいたが、妻子ある男性だった。交際を母親に知られたのが運の尽きで、弁護士を雇って、相手の男性に手切れ金を渡し、二度と近づかせないようにしてしまった。H子さんは情緒不安定になり、自殺企図したこともあったが、相手の男性がおじけづいてしまっていては、どうすることもできなかった。

そんなときに現れたのが、大学の同級生だった現在の夫で、熱烈に求愛してきたのだ。あまり好きというわけではなかったが、自暴自棄になっていたH子さんは、半ばどうにでもなれという気持ちで付き合い始めたのだった。だが、妊娠してしまい、結局結婚することになってしまう。こんなに愛してくれているのなら、悪いようにはされないだろうという気持ちもあった。

だが、結婚すると、献身的だった夫は、まったく違う面を見せるようになった。貧しい家庭で育った夫にとっては、H子さんは、大きな会社を経営する一族の令嬢で、いわば高《たか》嶺《ね》の花だった。H子さんを手に入れたことは、夫にとって勲章だったようだが、H子さん本人よりも、大金持ちの令嬢というステータスを愛していたのかもしれない。

手に入れて、周囲に一通り自慢してしまうと、H子さんに対する興味もたちまち褪《あ》せていくようだった。子どもができて、所帯臭くなった妻に、手を触れることもなくなるとともに、帰りが遅く、どこで遊んでいるのかわからないということが増えていった。給与は全額夫の小遣いになり、生活費は母親からもらっていたが、その状況も、夫を遊びたい放題にさせてしまうことになった。H子さんには、夫のことを好きで結婚したわけではないという思いがあり、夫が何をしようと、どうでもいいことだと無関心を装っていた。だが、乳飲み子を抱えて、一人で心細いときもあった。夫との諍いが増え、ケンカをするたびに過呼吸が起きるようになった。

そんなときは、夫は一時的に優しくなった。だが、そんな夫の態度も、実家の財力が目当てで、金蔓《かねづる》を手放さないように機嫌をとっているだけのように思え、心から夫の態度を信じる気にはなれないのだった。実際夫は、またしばらくすると、家に帰って来なくなり、H子さんは放っておかれ、また爆発するということを繰り返すのだった。

H子さんは買い物依存になり、ブランド物の洋服やバッグを買いあさったり、年下のホストと遊ぶことで気を紛らわしていた時期もあった。しかし、みんな自分をちやほやしてくれるのは金目当てだと思うと、ちっとも気持ちは満たされないのだった。

H子さんの抱える空虚や不安、それらを紛らわすための依存行動は、夫からの真の共感や愛情をもらえないことによるカサンドラ症候群によるものだと言えるが、彼女が抱える問題の本質は、さらに幼い頃にまでさかのぼり、母親からも本当の愛情を注いでもらえなかった点にあったように思える。母親の愛情は、H子さんに金を与えるという形でしか示されず、H子さん自身の意思を大切にしたり、自らを犠牲にして母親らしく世話をするという点では、まったく欠如していたのだ。

そのうえ、彼女に本当の愛情をくれると期待した夫も、彼女への愛情というよりも、自己顕示的な満足や経済的な利得で動く人であり、その意味で、母親とよく似た存在でしかなかった。誰もが、彼女が本当に求めているものを与えるのではなく、ただ彼女の機嫌をとるという形でしか関わろうとしなかったのだ。共感的な支えを与えられない彼女が、情緒不安定や心身のさまざまな問題を起こしたことは、必然的な結果だと言えた。

(2) 強迫性パーソナリティ障害

強迫性パーソナリティ障害は、義務感やルールに過度にとらわれ、融通が利かない点を特徴とする。倫理観や正義感が強い傾向も見られ、自分のことよりも公のルールや慣習を重んじる。自分の利益を優先する自己愛性とは正反対なタイプだと言える。ある意味、真面目すぎる善人であり、努力家や頑張り屋が多く、勤勉な努力によって、堅実な成功を収めている人も多い。社会的に見れば、尊敬すべき人だといえる。

社会の模範とも言えるようなタイプなのだが、パートナーにするには良いところばかりでもなくなってくる。その第一は、このタイプの人は、自分の中の守るべき基準があって、それを自分に求めるだけでなく、周囲の人にも押しつけてしまう傾向があることだ。道徳的な義務や勤勉な努力を重んじる価値観に縛られがちで、それから外れた存在を否定的に見てしまう。ありのままの相手を受け入れ、相手の気持ちを相手の立場で理解し共感するということができない。相手の気持ちよりも、自分の中の基準で考えてしまうのだ。

このタイプの人を縛っている基準や価値観といったものは、学校や会社において良識的として推奨されてきたものでもある。つまり、良い子や優等生に一般的な行動基準であり価値観であるがゆえに、それが負の側面をもつなどとは思えないし、それが行き過ぎることによる問題にも気づきにくいのである。

親がよかれと思って子どもに勉強や習い事などを強い、結果的に虐待になってしまう教育虐待が問題になっているが、パートナーとの関係においても、このタイプの人は、共感的に相手との相互的な関係を築いていくよりも、つい自分の基準を押しつけてしまうところがあるのだ。

(3) 回避性パーソナリティ障害

回避性パーソナリティ障害は、傷つくのが怖くて、親密な関係やチャレンジを避けることを特徴とするタイプである。回避型愛着スタイルと混同されることが多いが、両者はまったく別のものである。先にも述べたように、回避型の人は、親密な関係を避けたライフスタイルを心地よく感じていて、それ自体には苦悩はあまりない。

ところが、回避型愛着スタイルの場合は、本当は、人と普通に交わりたいという気持ちを抱いているので、人との交わりを避ける自分に、ジレンマを抱えている。回避型の人の中には、一見社交的な人もいるが、本当に心を開く関係にはなろうとせず、表面的な関係にとどめておく。そうした自分の生き方を、それで良いと思っている。

一方、回避性パーソナリティ障害の人では、関わり自体をもつことに困難があり、たえずおどおどしたり、自信がない態度をとってしまう。そんな自分をダメだと思っているが、自分に自信がなく、オープンに自分をさらけ出すこともできない。先ほど述べた恐れ・回避型の特徴と重なるのである。実際、回避性パーソナリティ障害の人では、恐れ・回避型の人が圧倒的に多い。

(4) シゾイドと失調型

シゾイド・パーソナリティ障害も、人との関わりを避けるという点では、回避性と似ているが、シゾイドでは、人と関わりを持つことへの関心や喜び自体が乏しい。ベースには、回避型の愛着スタイルが認められることが多い。

シゾイドの一部は、自閉スペクトラム症のうちの自閉型と呼ばれるタイプであろう。

シゾイドの親戚《しんせき》のようなものに、失調型パーソナリティ障害と呼ばれるタイプがある。このタイプは、インスピレーションが豊かな、占い師のような特性をもったタイプである。普通の仕事は合わないが、ユニークな発想や直感力に優れ、専門分野や創造的な領域で独自の活躍をする人もいる。シゾイドが控えめで、孤独な生活を好むのに対して、失調型は、もう少し積極的に情報発信したり、人とかかわろうとするところがあるが、共感的な関わりと言うよりも、自分の独自の世界や考えを表現するといった一方通行のコミュニケーションになりやすいところがあるため、パートナーとなる人にとっては、自分がサポートする役にはなっても、自分がサポートしてもらうという点では不満を生じやすい。愛着スタイルはやはり回避型が多い。

(5) 妄想性パーソナリティ障害

強い対人不信感や猜疑心《さいぎ》を特徴とするタイプで、身近で親しい存在さえも信じることができない。個人情報を知られることに強い警戒心を見せたり、内面や過去を知られることにも抵抗が強い。偏執的で、一つの思いにとらわれると、何年もそのことを思い続ける執念深さも特徴である。遺恨を抱くと、地獄の底までつきまとい続けるようなところもある。最初の印象では、とても丁寧で、きちんとしていたり、細かいところまで気を遣ったり、真面目で、律儀な感じだったりするので、親密になるまで、執着心や猜疑心の強さに気づかないことも多い。その傾向を疑うポイントとしては、自分の個人的なことを言いたがらず、なぜ、そんなことを聞くのかと、その意図を気にすることである。相手が電話に出なかったり、メールの返事が遅れたりしたときに、その理由にこだわる傾向も、注意すべき点だと言える。ケータイの履歴をこっそりチェックしようとしたり、相手の動きを監視しようとしたりする場合には、その傾向が疑われる。

妄想性の人では、親密な関係になった相手のことをすべて把握して、すべて支配しないと気が済まない。些細なことから詰問や攻撃が始まり、暴力にエスカレートする場合もある。深刻なDVのケースの一部には、こうしたパーソナリティの問題がかかわっている。共感どころではなく、何も信じてもらえず、攻撃され続けるという最悪の状況にパートナーは置かれることになる。カサンドラ症候群の中でも、もっとも深刻な事態になりやすい。

それ以外の精神疾患や脳機能障害でも

その他にも、さまざまな精神疾患や脳の機能障害が、パートナーへの関心や共感を低下させ、応答的コミュニケーションを阻害し、カサンドラの要因となり得る。身近に多いものの一つは、アルコールやギャンブル、インターネット、ゲームなどへの依存症である。そうしたものへの没頭のため、パートナーや家族への関心が低下し、顔を合わせたり会話をしたりすることも減ってしまう。家族はいわばネグレクトされた状態におかれることになりやすい。ネットゲームにパートナーが没入する場合には、ネットゲーム・ウイドウ（ウイドウは未亡人の意）と呼ばれることもある。

それ以外には、高次脳機能障害や認知症により、共感能力が低下し、会話のキャッチボールや意思の疎通ができなくなった場合、介護をしているパートナーの疲弊が進みやすい。同じ診断名でも、共感性や社会性の面での障害が少なく、自然な会話を交わすことができ、介護するパートナーに対して感謝の言葉や気遣いがみられる場合には、パートナーも気持ちを維持しやすい。

事故の後遺症などにより生じる高次脳機能障害では、損傷を受けた部位によって、性格が変わったように暴力的になったり、感情のコントロールができなくなったりする。そうした場合には、パートナーはうつ状態など心身の不調を来しやすい。常識的なパートナーほど、それまでと同様に接し、理不尽な行動をやめさせようとするが、何の効果もないどころか、火に油を注ぐ結果となり、余計に絶望感を味わうことになる。

さまざまな障害が要因となり得るが、すべてに共通するのは、共感的応答が困難になるということである。それが、パートナーとの信頼関係や愛情のみならず、そばにいるパートナーの心身の健康を破壊してしまうのである。

では、なぜ、パートナーとの信頼関係やパートナーの健康を維持するためには、共感的な応答が必要になってくるのだろうか。それを理解するためには、親密さや愛情というものの土台となっている愛着という仕組みについてもう少し詳しく知る必要がある。

第三章　カサンドラ症候群の正体

愛情を維持する仕組み

二人の男女が発情して、肉体関係をもつ場合、そこで必須《ひっす》の役割を果たすのは、性ホルモンである。性ホルモンの働きが加齢によって衰えると、性欲も衰退し、どんなに親密な夫婦も、肉体関係をもつことは稀《まれ》になっていく。性欲が衰えなくても、性的な関係だけで結びついた関係は、実に不安定で脆《もろ》い。倦怠《けんたい》期や浮気は避けがたい。

巨大な脳をもつ人間の場合、子どもが大人になるまでには長い年月がかかる。性欲だけに頼った関係では、子どもの成長を守ることができない。成熟に二十年もかかる子どもの成長を守るためには、親子の愛情が維持されるとともに、できれば二人の親の間でも愛情が維持され、子どものために協力できた方が、何かと有利である。さらには、家族や共同体が子どもを守る仕組みをもつことも、親に何かあったときに、その不在を補うことに役立つ。

人間において、とりわけ長い期間にわたって維持される愛着の仕組みは、長い時間を要する子ども時代を守るために進化したと考えられる。

性ホルモンが働けば、発情して、セックスし、つかの間の愛を語ることはできる。だが、愛情を維持し、子育てという難事業に協力して取り組むためには、性欲はあまり役に立たないし、かえって親を、子どもよりも他の異性へと向かわせてしまう。

愛情を維持することができるのは、他ならぬ愛着の仕組みによってである。オキシトシンというホルモンの働きが、その仕組みを支えている。オキシトシンが豊かに分泌されることによって、人は我が子やパートナーに対して、変わらぬ愛情を感じ続けることができる。

少し前までは、オスというのは浮気性の動物で、できるだけ多くのメスとセックスしようとし、そうすることが自分の遺伝子を残すのに有利なのだという理論が、堂々とまかり通っていたが、どうやらその理論は単純すぎたようだ。最近の研究では、少なくとも人間の男性は、特定のパートナーに対する愛着から、むしろ恩恵を受けていることが裏付けられている。実際のところ、離婚によってパートナーを失った男性は、女性よりも深刻な影響を受け、平均して十年寿命が短くなるという結果は、愛情の維持は、男性にとってこそメリットがあると言えるかもしれないのだ。

愛着は健康と幸福の土台

親を早くに失い施設に入れられた子どもの大部分は、二十世紀の初めまで、ほとんどが幼いうちに亡くなっていた。栄養や住環境は整っているはずなのに、子どもたちは育たなかったのだ。ところが、それとは対照的に、刑務所の育児室で育てられている赤ん坊たちは、乳児院などの施設に比べるとはるかに劣悪な環境におかれていたにもかかわらず、元気にすくすくと育つことができた。

一体その差はどこから生まれるのか。ルネ・スピッツという人が、そのことに興味をもち調べた結果、両者の間には、ある重要な違いがあることがわかった。刑務所の育児室では、赤ん坊は母親の手で育てられていたのだ。単なる栄養や環境よりも生存の鍵を握っていたのは、母親が世話をするということにあったのだ。

その後の研究で、母親でなくても、特定の養育者がその子に特別な愛情を注ぎ、世話をすれば、子どもは健康に育つことがわかってきた。不幸にして、その子と特別に結びついた存在を持たずに育った子は、たとえ生き延びても、深刻な発達上の問題や情緒面の困難をかかえる。戦災孤児の研究を通して、そうした事実に向き合うことになったイギリスの精神科医ジョン・ボウルビィは、その子どもとの特別な結びつきを「愛着」と呼び、愛着形成の失敗によって起きる子どもの病的な状態は、「愛着障害」と呼ばれるようになった。

なぜ、それほど、母親との愛着が生命さえも左右してしまうのか。近年の研究により、その理由が解明されてきた。愛着は、オキシトシンというホルモンによって支えられた仕組みだが、このオキシトシンには、ストレスや不安からその人を守る働きがあり、愛着の仕組みがうまく働かないと、ストレスを強く受けやすいのである。さらには、免疫系や成長ホルモンなど、生命維持や成長にかかわる仕組みに、オキシトシン系は、直接、間接に影響し、心身の健康や幸福、寿命を左右してしまうのである。

愛着の形成・維持に不可欠な共感的応答

安定した愛着がどのように育まれるのかを研究していたボウルビィの共同研究者であるメアリー・エインスワースは、子どもと安定した愛着が形成できている母親と、母子間の愛着が不安定な母親との違いを観察していた。彼女は、両者を分ける一つの共通する特徴があることに気づいた。最大の特徴は、前者の（子どもと安定した愛着を育んでいる）母親では、子どもが何かを求めるサインを出すと、すぐにそれに気づいて応えた。求められると応えることを、応答性と呼ぶが、前者の母親では、応答性が高かったのである。

さらに、前者の母親は、子どもが何を求めているのかを読み取るのが上手だった。いつもうまくできるというわけではないが、子どもの気持ちや意図を感じ取ろうと注意と努力を払い、それに応えようとしていた。

そうした母親の機能を、彼女は「安全基地」と呼び、母親が安全基地として働いていると、安定した愛着が形成されやすいと結論づけた。

子どもの気持ちや意図を汲み取るという能力は、共感性と呼ばれる。共感し、その思いに応えるということを、一言で表現したのが、「共感的応答」という言葉である。共感的応答は、安全基地であるための最大の条件でもある。

共感的応答を受けることによって、子どもは、共感的応答を与えてくれる存在に対して愛着を形成していく。安定した愛着を形成し、それを維持していくためには、共感的応答は不可欠の要素なのだ。

カサンドラ症候群で起きていること

共感的応答の大切さは、母子関係にだけ当てはまることではなく、パートナーとの関係においても同じなのである。パートナーから共感的応答を受けることにより愛着の仕組みがうまく働き、オキシトシン系が健全に機能することで、ストレスや不安から守られる。免疫系や内分泌系も、健康を守るためにうまく機能する。ところが、共感的応答が与えられず、安全基地としてパートナーが機能しないと、親や特別の愛情を注いでくれる特定の養育者のいない子どもや、親からネグレクトされた子どもに起きたことと同じことが起きてしまう。愛着障害と呼ぶのは適切でないにしても、愛着機能不全が生じてしまうと考えられるのだ。

愛着障害が生存さえも危うくするような重篤な問題であるように、カサンドラ症候群で起きている障害も、直接命にかかわることは少ないが、心身の健康を脅かし、幸福を奪い、ときには精神病の発症や自殺といった事態さえも招いてしまう重大な問題なのである。

共感的応答の乏しいパートナーと暮らすことは、極端な言い方をすれば、パートナーだと思っていた人が、実は心を通わせることのできないロボットのような存在だと気づいた状況に似ているかもしれない。一方的にしゃべったり、決まり切った言い回しを使うことはできるし、嫌々ながらとはいえ、指示した用事をこなすこともできるが、心が通い合うような会話を交わしたり、気持ちを汲み取って優しい言葉をかけてもらうことは期待しがたい。それでも、ロボットのように傷つけるようなことを一切言わないのであれば、まだましなのだが、実際のパートナーは、ときどきキレて、暴言をはいたり暴力をふるってきたりする。

しかも、結婚によって結ばれたパートナーであるがゆえに、また、子どももすでに生まれているために、何かおかしいなと疑問をもちつつも、そのうち変わってくれるのではないかと、空しい期待を抱きながら、何年もの長い歳月を耐え続けてきたという人が多い。共感的応答を与えられない環境に長い期間おかれることによって、もともと安定した愛着の人も、愛着が不安定になっている。ネグレクトされた子どもに起きるようなことが、大人にも起きてしまうのである。

不安型の人がカサンドラになりやすいのは

回避型が、情緒的な反応が乏しく、自分もそれを期待しないのとは反対に、それを過剰に必要とするのが、不安型である。それゆえ、不安型の人に、カサンドラ症候群が多いのは、必然的な結果だと言えるだろう。

不安型の根っこは、幼い子どもに見られる「両価型」と呼ばれる愛着タイプに由来する。両価型とは、母親がいなくなったときに、過剰に母親を求めて、泣き叫んだり、置いて行かれたことに対して強い不安を示すとともに、しばらくして母親が戻ってきたときに、素直に母親に甘えることができず、怒りをぶつけたり、わざとそっぽを向いて、抱かれることに抵抗したりするあまのじゃくな反応を見せるタイプのことである。この素直でない、本心と異なる反応ゆえに両価型と呼ばれる。両価型は、愛情欲求が気まぐれにしか満たされないか、途中まで満たされていたのが奪われることによって起きやすい。

過剰に求めるがゆえに、相手の反応に満足できず、怒りや拒否といった否定的な反応ばかりしてしまうという特徴は、不安型の大人にみられるものと、そっくり同じだと言える。

わずか一、二歳のときにみられる反応と、大人になってみられる反応は、愛着パターンという観点で見ると、少しも違わないのである。

大人の不安型では、相手の顔色を気にしたり、機嫌をとろうとしたりする傾向が強まる。そんなふうに振る舞ってしまうのも、ありのままの自分に自信がなく、相手に気に入ってもらい愛情や承認を絶えず得られないと不安になってしまうからだ。些細な決断も、相手に頼ってしまいがちだ。自分だけでは、うまくできないと思い込んでいる。そのため相手に依存しやすく、自分をないがしろにしてしまうところもある。自分のことは後回しで相手のことを心配し、世話を焼いたり過度に尽くしたりすることも少なくない。それだけ頑張ってしまうのも、自分を「良いパートナー」「良い親」として認めてもらいたいという気持ちが強いためだ。それだけに、自分の頑張りや気遣いを認めてもらえないと、フラストレーションがたまり、落ち込んだり、怒りを爆発させたりということも起きる。ねぎらいや感謝がないと、カサンドラ的反応を起こしやすいのだ。

怒りの反応は、愛情を取り戻そうとして起きているのであるが、皮肉なことに、どんどん関係を悪化させ、愛情を取り戻すどころか、相手も次第に嫌気がさしてくることになる。そうなると、より冷たい反応しか返ってこないので、いっそう怒りが増し、悪循環がさらにエスカレートしていくことになる。

両価型愛着に伴う反応が、信頼関係に破壊的なダメージを及ぼしてしまうのには、もう一つ理由がある。それは、両価型愛着が二分法的認知という思考パターンと結びつきやすいということである。

二分法的認知は、全部いいか、全部悪いかというように、物事を単純化した受け止め方である。ゼロ百思考とか、白黒思考と呼ばれたりもする。最初は、すごくすてきな人と、理想化するが、気に入らない点が現れると、全部が嫌に思えて、全否定するようになってしまう。かつては死ぬほど愛したはずなのに、すべてが嫌いになってしまうのである。そして、一旦全否定モードに入ると、拒否反応が起きてしまい、もはや受け入れられないと感じてしまう。こうした拒否反応を起こしやすいことも、カサンドラが深刻になる一因だと言える。

アスペルガー症候群も、二分法的認知にとらわれやすいところがあり、この面では似た性質をもっている。そのため、一旦すれ違い始めると、とりつく島もなくなりやすく、こうした極端な反応が修復を妨げる要因となる。

不安定な愛着は身体症状にも影響しやすい

愛着は、心理的な問題のように思われがちだが、生物学的な仕組みである。成長ホルモンによって成長したり、免疫系の働きによって、ウイルスやバクテリアの侵入から身体を守ったりするのと同じようなレベルで、愛着システムはわれわれの心と体を守っている。

それゆえ、パートナーといった重要な他者との関係が不安定になり、愛着の仕組みがうまく働かなくなると、心理的な面だけでなく、身体的な面にも影響が出やすくなる。愛着システムを支えているのは、オキシトシンというホルモンである。オキシトシンには、先にも述べたように、ストレスからわれわれを守る作用があり、その働きが低下すると、われわれはストレスをまともに受けることになり、心身症などの問題を生じやすくなるのである。

そのためカサンドラ症候群においても、さまざまな身体症状が現れやすくなる。多いのは、頭痛や身体の痛み、めまい、胃の症状や下痢、便秘などの消化器症状である。心身症としては、胃潰瘍《いかいよう》、十二指腸潰瘍、高血圧、糖尿病、冠動脈疾患（狭心症、心筋梗塞《こうそく》）、メニエール症候群などが代表的なものだが、喘息《ぜんそく》のようなアレルギー疾患やクローン病のような自己免疫疾患も、ストレスが発症や悪化の引き金になるし、一部のがんの発症にもストレスが影響する。

幅広い疾患がストレスと関係し、不安定な愛着は、それらの発症リスクを高めてしまう。カサンドラ症候群では、パートナーという本来守ってくれるはずの存在からストレスを受けることによって、慢性的なストレスと慢性的な愛着機能の低下という二重の不利益を蒙《こうむ》ることになる。

近年、慢性的な疼痛《とうつう》と愛着機能の障害の関係が注目されている。不安定な愛着を抱えた人では、頭痛をはじめ慢性的な痛みに悩まされている人が多いのだ。

カサンドラ症候群では、さまざまな身体的な不調に苦しんでいることが多い。更年期などの問題も確かにあるが、愛着システムの機能不全が加わることで、その苦痛がより深刻なものになってしまうのだ。実際、その部分が改善することで、いくら薬を飲んでも改善しなかった身体症状がましになるということも、経験するのである。

隠れカサンドラだったMさんの場合

Mさんは、三十代の働く女性である。結婚して二歳の子どもがいる。Mさんは、この半年ほど、息苦しさを覚え、ときには過呼吸になってしまう症状に悩まされていた。呼吸のことをいつも意識していて、それだけで疲れてしまうという。他の医療機関でもらった抗不安薬で、どうにか紛らわしているが、最近はずっと息苦しさが消えず、仕事にも行きづらくなっている。

症状は、子どもを保育所に預けて、仕事に復帰して二、三ヶ月たった頃から始まっていた。夫の方が帰りが遅いため、保育所に子どもを迎えに行き、てんてこ舞いで夕食の用意や家事をすることになる。一人息苦しさを薬で抑えながら、そんな自分が情けなくなり、涙があふれ出すこともある。

ところが、夫の方は、Mさんが何をそんなにつらそうにしているのか、ピンとこない様子で、相談しようとしても、煩わしそうな返事しか返ってこない。たまに家にいる日も、こちらから言わないと、なにも手伝ってくれない。夫に負担をかけないようにしてきたが、夫の方は、そんな配慮に対して何も感じていないようだ。

そんな夫の無神経さに加えて、最近ストレスになっているのは、夫の実家の母親、つまりMさんの姑の無神経な態度である。近くに住んでいるということもあるが、予告もなくやってきて勝手に上がり込むこともある。惣菜《そうざい》をもってきてくれるのはありがたいが、我が物顔に洗い物をしたり、冷蔵庫や鍋《なべ》の中まで覗《のぞ》くのには驚かされる。疲れて暗い顔をしていたりすると、根掘り葉掘り理由を聞かれたりする。子どものことでも、保育所に代わりに迎えに行こうかと言ってくれるのはいいが、保育士さんとどんな話をされるかと思うと、とても任せる気にはならない。

夫にそのことを言っても、親切でやってくれているのだから、ありがたく甘えたらいいと、こちらの気持ちはまるでわかってくれない。姑が来る度に、Mさんはイライラし、夫ともケンカになってしまう。最近、夫がようやく話をしてくれたのか、ぱたりと姑は姿を見せなくなったが、どういう言い方をしたのか、それも気がかりだ。

結婚する前は、夫の純朴さや気が利かない点も、むしろ美点のように思っていた。自分のように気を遣いすぎる人間には、夫のような鈍感さが、ちょうど良いと思っていたのだが、実はその鈍感さを、夫の一家が共有しているように思えてきて、最近は耐えられないように感じてしまう。

Mさんは、誰も気持ちをわかってもらえる人がいないと感じ、安らぎの場もないままに、ただ苦しさに耐えるだけの生活を強いられているように思う。いっそのこと、この世からいなくなってしまいたいと思い詰めることもあった。

Mさんは、当初自分の症状を、職場でのストレスが原因と思っていたが、次第に、夫の無理解や支えとなってくれないことが、自分をこんな状況に追い詰めていると感じるようになり、夫に対する不満や怒りを募らせるようになった。

パニック障害や職場の適応障害と思えたことの背後に、夫が守ってくれる存在、つまり安全基地として機能していないというカサンドラ症候群の存在が浮かび上がってきたのである。

困っているときほど助けてくれない

それでも、好きになって結婚した二人である。最初から、パートナーに対して絶望していたわけでも、嫌っていたわけでもない。優しい気持ちを抱いていたこともあったに違いない。

その気持ちが、他人以下としか言えないほど冷め切ってしまい、強いストレスや嫌悪を感じる対象に変わり果ててしまったのには、それなりに理由がある。

そこにしばしばかかわっているのは、回避型の人が持つ特性で、困っているときほど助けてくれなかったり、助けを求めると煩わしがったり、怒り出したりするということだ。

物事がうまくいっているときは、回避型の人も親切に振る舞える。穏やかで優しい人とか、理知的でいつも冷静な人という印象を受けることが多い。ちょっとした頼み事も、嫌がらずにやってくれる。

ところが、本当に困って、どうしたらいいかわからないようなときに限って、頼ろうとすると、思いもかけない反応が返ってくる。「そんなに頼られても困る」とか「自分で考えてよ」とか「そこまで面倒見られない」と、突き放してくるのだ。

困り切っているときに、パートナーだと思っている人から助けを拒否された衝撃は、深い傷となる。その後で、あまり困っていないときに少し機嫌をとってくれたところで、信頼が元に戻ることはない。

ストレスへの対処が真逆

困っているときほど助けてくれないということが起きてしまうのは、回避型と不安型では、ストレスを受けたときの反応の仕方が、真逆と言っていいほど異なるためでもある。ストレスを受けると、回避型の人は無口になって、自分の殻にこもることで耐えようとする。一方、不安型の人は、多弁になって相談したり、話を聞いてもらったりすることで紛らわそうとする。ストレスへの対処の仕方が正反対なため、両者のストレスが高まったときほど、すれ違いが大きくなりやすいのだ。

回避型の人は、問題に対して反応しないことで、自分を守ろうとする。大変なことが起きていても、情緒的な反応を抑え、淡々としている。それに対して、不安型の人は、過剰なまでに反応し、大騒ぎをすることで自分の不安を放出しようとする。それゆえ、不安型の妻からすると、回避型の夫の反応は、何の痛みも感じていないように受け取られる。妻や子どもが大変なことになっているというのに、どうしてそんなふうに落ち着いていられるのかと、そのことにも苛立《いらだ》ちや不信感を覚えてしまうのだ。一方、回避型の夫には、不安型の妻の騒ぎようが、問題そのものよりもストレスに感じられる。

それはストレスへの対処法の違いから来るもので、回避型の冷静さが役に立つ面もあるし、不安型の大騒ぎが助けになるときもあるのだが、互いに違和感を覚えてしまい、すれ違いの一因になってしまう。

すれ違う妻の見方と夫の見方

妻は、夫が、どうしてもっと気持ちをわかってくれないのかと不満を募らせる。一方、夫は、自分は普通に働いて、家事も手伝って、協力しているつもりなのに、どうして責められてばかりいるのかと、理不尽さを感じている。お互いが、こんなに忍耐しているのに、どうして認めてもらえないのかと、不当な扱いを受けていると感じている。そこにトラブルや疲労が重なると、爆発して、とんでもない事態に発展することになる。妻からはＤＶだ、離婚だと言われることになる。

妻の側から感じられる情況と、夫の側から感じられる情況は大きく隔たっている。妻の側からすると、共感的な応答がなく、夫は肝心な優しさや愛情をまったく与えてくれていないように思える。一方、夫は、義務を果たしているのに、不満ばかり言われて割に合わないと感じる。

こうしたすれ違いが起きてしまう根本的な要因は、回避型の人では、利得やルールといったことに中心的な価値を置く一方、不安型の人では、共感や愛情といったことに大きな価値を置くというギャップによる。

このギャップからくる反応のズレを、少しでも小さくするためには、互いの違いを理解して、歩み寄るしかない。回避型の夫は、共感的な関わりを増やすように努力し、不安型の妻は、利得や義務を守ろうとすることで、夫は愛を示そうとしているのだということを少しでも理解することである。

第四章　カサンドラ症候群とセックスの悩み

セックスにおける悩みが多い

愛着は親密さを支える仕組みである。愛着の仕組みがうまく働かないとき、もっとも親密な関わりである性的な営みは、強く影響を受けやすい問題の一つである。愛着の機能不全がベースにあるカサンドラ症候群では、必然的にセックスの悩みを伴いやすい。

もともと「ヒステリー」という言葉は子宮を意味し、女性が欲求不満から情緒不安定になったり、意識の混乱や体を弓なりに反らす発作が出現したり、体が動かなくなるといった症状が特徴的に認められる状態のことを指していた。その根底には、女性としての欲求が満たされないことがあると考えられていた。

カサンドラ症候群では、性的欲求不満よりも、優しさや思いやりへの飢餓感の方がはるかに強いケースが多いのだが、優しさとスキンシップは、生物学的な仕組みとしては深く結びついているため、スキンシップの減少は、互いに対する優しさの低下という結果になりやすい。オキシトシンはスキンシップにより盛んに放出され、オキシトシンを浴びているとき、そばに触れている人を愛するようになる仕組みが存在するのだ。

個人差は大きいものの、若いカップルで、カサンドラ症候群の頻度が比較的少ないのは、まだ性的なつながりやスキンシップが保たれていて、セックスによって放出されるオキシトシンによって、わだかまりを解消し、優しさを取り戻しやすいためと考えられる。

しかし、年齢とともに性的欲求も低下し、ストレスや疲労、育児などでの悩みが重なると、夫婦で性的な交渉をもつ機会もなくなっていく。その傾向が強まるのが、男性も女性も性ホルモンの活動が低下する四十代からで、五十代には、その傾向がさらに強まることになる。その年代では、仕事のストレスに加えて子どもの進路などの問題も重なりやすく、夫婦間の結びつきは弱まる一方で、もめる機会は増えるという状況に置かれることになる。そのため、若いうちはそこまで溝がなかった夫婦も、段々ぎくしゃくし始める。

性的な欲求の強さは、夫婦間でぴったり一致するということは難しい。夫のセックスレスで苦しんでいる女性もいれば、妻がセックスに応じてくれないことが、強い不満や諍いの原因になっているカップルもある。回避型の男性には、セックスの意欲が乏しい傾向がみられ、ネットの動画をみながら自慰をしているのに、妻とのセックスには興味がないということも少なくない。妻が、そうした事実を知って、ショックを受ける場合もある。

逆に、夫は妻とのセックスに積極的なのだが、妻の方が精神的、体力的に、夫の欲求に応じるのを拒否しているというケースも多い。その場合、妻からすると、夫は身勝手で、妻を性欲処理の道具のように考えていると感じている。夫の欲望に対して嫌悪感しか覚えないこともしばしばだ。自己愛性の傾向が見られる夫との間に、そうした問題が生じやすい。夫は妻の態度に腹を立て、妻としての役目を果たせと迫り、ときにはＤＶになって、夫婦関係が破綻に至る要因にもなる。

結婚してからセックスは数回だけ

四十歳を間近に控えたＫさんは、激しいＰＭＳで苦しんでいた。イライラに加えて、頭痛などの体調不良が目立ち、最近は、うつ症状も加わり、数日寝込んでしまうこともある。クラシック音楽が趣味のＫさんは、控えめで、遠慮がちな性格で、自分から物事を主張することが苦手だった。人とぶつからないように、自分が我慢すればいいという考え方だった。

夫と結婚したのは五年前で、それまでに一度だけ恋愛らしい恋愛をしたことがあった。求婚されたが、まだお互い若すぎたということもあって、やっていく自信がなく、結局断った。その後、交際した男性ともゴールインには至らず、気がついたら三十代も半ばになろうとしていた。

そんなとき出会ったのが現在の夫だった。彼は、もう四十代に入っていたが、名の通った会社で、技術的な仕事をしているとのことだった。自分からはあまりしゃべらないが、とても落ち着いた雰囲気で、Kさんの話をおおらかに聞いてくれた。やや年はいっているが、細面の整った顔立ちをしていて、背も高い。大きな持ち家の自宅も立派で、気になることと言えば、こんな好条件の人が、どうしていままで独身でいたのかということくらいだった。

そのことについて聞いてみると、仕事が忙しく、恋愛をする暇もなかったという答えが返ってきた。

結婚する前に、一度だけ求められ、肉体関係をもった。特に不満に思うことはなかった。もう気持ちは決まっていた。新婚のうちは、何度か関係ももった。すぐに子どもができると思っていたKさんは、妊娠しないことにがっくりきて、年齢も年齢なのでと、不妊外来に通い始めた。夫も反対はしなかったが、後から考えると、その頃から、夫は性的な営みに消極的になっていったように思える。基礎体温をつけ、排卵の日を予測して、この辺りで夫婦の営みをと医師から指示されるのだが、夫は何かと理由をつけて、協力を拒むようになったのだ。医師に夫がしてくれないとも言えず、不妊外来に通うことも苦痛になって、やめてしまった。

だが、以来、夫は一切Kさんの体に触れなくなり、その状況が数年も続いている。自己主張の強い女性であれば、とっくに離婚していても不思議はなかったが、年齢も年齢だからと、Kさんは、子どもをもつことも女性として愛されることも諦め、気持ちのバランスを取ろうとしていたが、それが激しいＰＭＳや心身の症状として表れているようだった。

こうした悲劇的なケースは少なくない。夫は、典型的な回避型の男性と思われる。もともと性的欲求が淡泊なうえに、子どもを持つことに強いプレッシャーを感じやすく、性的関係の回避という形になってしまったのだろう。アスペルガーの男性は、元来は男性ホルモンが通常よりも活発な傾向を示し、性欲も盛んなことが多いのに対して、回避型の男性では、性的な関係、特に子どもを持つことを避けようとする傾向がみられる。

このケースの男性は、外ではそつなく仕事もできていることから、社会的スキルにはさほど問題なく、アスペルガーというよりも回避型が疑われる。婚期が遅くなったのも、社会的スキルの問題よりも、親密な関係や責任を回避する傾向が影響したものと思われる。

この女性にも回避的な傾向があり、ガツガツした肉食系の男性より、淡泊で控えめなところが、最初は相性良く感じられたのだろうが、年齢がさらに上がって男性の欲求が一段と衰えたことで、女盛りを無駄にしてしまう事態になったのである。

男性の理解と協力があれば、妻の不満を改善することができるが、回避型の夫の多くは、問題に向き合うことを避けようとする傾向が強く、妻も似た傾向をもつ場合、事を荒立てるより自分が我慢するという方向になりやすい。

根本的な改善のためには、遠慮したり恥ずかしがったりせずに、専門家に相談し、夫にも協力を求めることである。

女性は、必ずしも完全なセックスでなくても、抱擁や愛撫《あいぶ》といったスキンシップによって満たされる部分も少なくない。男性側の満足ではなく、女性側の満足を考えるという視点が求められるだろう。

夜になるのが恐怖

まったく逆に、夫からセックスを求められることが、苦痛と恐怖になっているというケースも多い。

三十代の女性Eさんが助けを求めてやってきたとき、Eさんは、夫からのDVを逃れるため、実家に避難していた。Eさんは、モデルをしていたこともある美しい女性で、夫とパーティで知り合ったのは、二十代の後半、夫からの熱烈なラブコールに、半年でゴールインしたのだった。七歳年上の夫は、大きな会社を経営する一族のお坊ちゃまで、若くして専務をしていた。高級車を乗り回し、一本ウン万円のワインを気軽に開けた。玉の輿《こし》に乗ったと、誰もが思った。

新婚の一年ほどは、幸福だった。どこか強引で、場所と時を選ばないセックスも、刺激的だったと言える。それが変わりだしたのは、子どもがお腹にできてからだった。悪阻《つわり》もまだ残っている頃で、体調が悪いと、やんわり断ろうとすると、夫は今までみせたことのないような不機嫌な形相になって、怒りだしたのだ。Eさんは、その反応に戸惑いつつも、仕方なく行為に応じたが、自分の体が夫の性欲処理に使われたようで、嫌な気分になった。そう思って観察するようになると、夫の行動はすべて自分の欲求や都合が優先だった。妻の気持ちになど、何の興味もなく、ただ、妻の美しい体を思い通りにできるかどうかだけに関心があるようだった。そのために機嫌をとることはあっても、それはEさんに対する本当の関心ではないのだった。

だが、Eさんの中には、まだ夫への愛情があったし、子どもができれば夫も変わってくれるという期待もあった。

子どもの誕生を喜んだ夫だったが、夫との関係が危機に瀕《ひん》することになったのは、子どもが生まれてからだった。まだ体も元に戻っておらず、セックスをしても心地よさより痛みを感じてしまうのに、夫は以前と同じように激しいセックスを求めてきて、感じないEさんの方が悪いという態度をとるのだった。関係を拒もうものなら、「妻の務めを果たせ」と怒鳴られることもあった。夫がエクスタシーを感じているとき、Eさんは激痛に耐えねばならなかった。そんなことが重なるうちに、夜が来て夫が帰ってくることが恐怖になってしまっていた。とうとうある夜、拒否しようとして暴力をふるわれたEさんは、子どもを連れて実家に逃げ出したのだ。

共感性の問題が根底に

セックスの問題と思われがちだが、その根底にあるのは、思いやりや共感性の問題である。セックスは、思いやりや優しさがなくなれば、暴力と化してしまう行為だ。産後、授乳中の女性の中ではホルモン環境が激変し、乳汁分泌ホルモンの働きにより性欲が抑えられ、育児が優先されるようになる。思いやりや共感性の高い男性であれば、そうした女性の気持ちの変化を感じ取り、自然に同じ思いになれるので、性欲よりも育児優先に合わせることができる。

しかし、共感性の乏しい自己愛性パーソナリティやアスペルガー傾向のある夫では、妻を自分の所有物のようにみなして、それを使う権利が自分にはあるのだと考える。また、妻は夫とセックスをする義務があるというルールにとらわれ、それに反することに怒りを覚えてしまう。相手の事情や気持ちに配慮するよりも、自分の欲求やルールが優先される結果、衝突や暴力にもなり、結局愛情を破壊してしまうことになる。

相手の気持ちに共感的に応答できていないという点で、セックスにおけるズレにおいても、まさにカサンドラ的な状況が起きていると言える。セックスの不一致は、欲望の不一致のように思われがちだが、むしろ共感的応答の問題なのである。

共感性は、相手の気持ちを受け止めるという受動的な行為にかかわるだけでなく、攻撃性のコントロールにおいて重要な役割を果たしていると考えられている。相手の立場になって考えることができるから、相手をむやみに攻撃しようとはしなくなるのだが、共感性が乏しい人では、相手の気持ちや都合などおかまいなく、自分の意に沿わなければ怒りを爆発させ、攻撃してしまうということになりやすい。

Eさんの夫の場合、大会社の御曹司で、しかも母親が社長を務めていた。彼は、金や物はたっぷり与えられていたが、母親的な愛情や思いやりに満たされて育ったのではなかったのだろう。高級車を手に入れるのと同じように、美しい妻を手に入れたが、乗りたいときに乗れる高級車と同じような感覚で、妻のことを考えていたように思える。高級車ならディーラーに持って行けば、いつでも手入れをしてくれるが、妻には、自ら優しさと思いやりを注ぐしかない。そのことにさえ、彼は気づいていなかったのに違いない。

第五章　親子関係の問題がからみやすい

実家との関係がからむことが多いのは？

カサンドラ症候群は、愛着の機能不全の問題である。それゆえ、パートナーの少なくともどちらかが愛着の課題を抱えているのが普通である。回避型と不安型の組合せのように、両方が課題を抱えていることも少なくない。

愛着の課題は、大部分のケースで、親との不安定な関係や支配に起因している。それゆえ、不安定な愛着を抱えた人に共通するのは、親との関係がうまくいっていないということだ。険悪でぎくしゃくしている場合だけでなく、一方が過剰に気を遣って、表面的にバランスを保っているというケースも多い。

いずれにしろ、不安定な愛着の根っこには、親との不安定な関係があることがほとんどなので、カサンドラ症候群は、夫婦間の愛着の問題だとは言え、夫婦間にとどまる問題ではなく、実家の親との関係にも問題を抱えていることが多くなる。というよりも、より正確に言えば、実家の親との不安定な関係の方が先であり、それが、パートナーとの関係にまで及んでしまっているというのが真相なのである。

ただ、当人たちは、その両方がつながっているとは思っていない。二人が愛し合っている間は、妻が実家とぎくしゃくしているのも、実家の親がおかしいからだと、妻の側につくことになる。実家を悪者にしている間は、夫婦の関係は円満に保たれる。ところが、妻と実家との関係がましになって、実家とかかわるようになると、夫婦の関係が悪化したりする。悪者が夫に替わったのだ。不安型の特徴は、常に悪者を必要とするということだ。一緒に誰かの悪口を言っている間は良い関係だが、いつか自分が言われるときが来ないとも限らない。

逆に、不安型の妻がくっつくことで、夫と夫の実家の関係がおかしくなることも多い。不安型が強い妻は、結婚した当初、夫の実家に気に入られようと、とても努力する。しかし、承認欲求が強すぎるため、夫の実家からの反応が期待したほどでないと、次第にフラストレーションがたまり、ついには怒りを爆発させて、夫の実家と悶着《もんちゃく》になる。夫にも、実家と私とどちらを取るのかと迫り、夫は仕方なく、自分の実家との付き合いをやめるという展開になりやすい。もともと夫も実家との関係がそれほど良くない場合には、断絶状態になることも珍しくない。

実家から何か言ってくる度に、パートナーとの関係が悪くなるということも多い。実家とパートナーのどちらを優先するかという三角関係になりやすく、独占欲の強い不安型の人では、とりわけ三角関係が苦手なのだ。不安型の人は、過剰に愛情を求め、独占しようとするため、いつしか家族の関係がバラバラになってしまいやすい。

妻の側から見ると、夫の親たちは共感性や常識に欠け、こちらの誠意もまったく解そうとしない、とんでもない人たちだということになるし、実家の側から見ると、最初はいい顔ばかり見せていたが、些細なことで逆ギレすると手のひらを返したようになる、おかしな嫁だということになる。息子まで、その嫁に洗脳されてしまったと嘆いていたりする。

この段階では、夫婦は結束して、非常識な実家からの干渉を拒否し、自分たちの独立を守ったという美談にも見えるのだが、問題はこの先である。

実家の親との間で起きた事態が、何年か後に、今度は、夫婦の間で、そして、さらに何年か先には子どもとの間でも起きるようになるのだ。愛着の問題は、自覚して取り組み、手当てを施さないと、無意識のうちに、次々と連鎖していくという性質をもつ。

夫より実家が優先だったNさんの場合

Nさんは、四十代初めの女性である。慢性的なうつと身体的な不調に十年以上苦しんできた。Nさんは就職のため都会に出て、そこで現在の旦那さんに出会い、結婚することになったのだが、故郷に両親を残し、その面倒を妹に押しつけていることに罪悪感を覚えていた。夫と一緒になり、二人の子どももう小学生になっているにもかかわらず、心のどこかに、故郷に帰って、両親の面倒を見なければという思いがあった。そんな気持ちもあってか、もう結婚して十年以上になるというのに、夫との都会での生活は、仮のものであるような気持ちがぬぐえず、ここでの生活も住人も好きになれないのだった。

正直なところ、生活にさえ困らなければ、すぐにでも夫と別れて実家に帰りたいが、子どもはここでの暮らしを気に入っているようで、子どもが大きくなるまで仕方なく我慢しているというのが本音だった。

世間的に見れば、よく働くし、そんなにひどい夫ではないかもしれないが、Nさんには、夫に対して許せないと感じていることがあった。

断絶のきっかけは、Nさんが、年に何度も、遠い実家まで子どもを連れて帰ることに、夫が不満を言ったことからだった。実家の方ばかり優先するのを、夫が面白くないと思っていることを知って、Nさんは愕然としたのだ。自分にとって、どれほど大切なものか、それさえ理解してもらえていないことに、怒りと悲しみを覚えるとともに、そんな夫を許せないと感じてしまったのだ。

Nさんは、夫よりも実家をとると、はっきり宣言し、里帰りに文句を言うのなら、離婚したいと言い出した。慌てた夫は引き下がるしかなく、里帰りについては、どんなに費用がかかっても何も言わなくなったものの、以降、両者の関係は、ぎくしゃくしたままで、この一、二年は、ほとんど家庭内離婚の状態だった。自分の気持ちは、絶対夫にはわかってもらえないと思い、彼女の方から気持ちを閉ざしてしまっていた。

夫より優先するほど大切に思っている両親は、どれほど彼女のことを大切にしてきたのだろう。聞いてみると、父親はアルコール依存症で、いまはもう肝硬変が進んでいるという。家庭の中はめちゃくちゃで、父親と母親は年中ケンカをしていた。母親から電話がかかってくると、大抵父親のことで泣き言を言って、Nさんに話を聞いてもらうという具合だ。どちらが親なのかわからないような関係が、子どもの頃から続いていた。

そのたびに、Nさんの身体の不調や気分の落ち込みが強まるのだが、自分の家庭のことも放っておいて、実家に駆けつけ、対処に駆け回るということを繰り返していたのだ。

ところが、転機は意外な形でやってきた。父親が亡くなったのだ。父親の死後、母親の方も落ち着いた。それまで、実家のことにばかり気を奪われることが多かったNさんだったが、家庭や子どものことに気を向けるようになった。生活を楽しむという姿勢がみられるようになり、表情が穏やかになった。これまで、実家のことに縛られすぎていたようだと語ったり、自分にはどうすることもできないことをどうにかしようとして、自分のことがおろそかになっていたと思うと話すようになった。

ひどかった心身の不調やうつも薄らぎ、薬を使わなくても楽に過ごせるようになった。実家に帰る回数も減り、夫との関係も以前より良好だ。

アルコール依存症で、絶えず問題を起こす父親に振り回され、母親の泣き言を聞いて育ったNさんにとって、両親をいかに安定させるかということが、至上命題だったのだろう。そのことは、彼女の脳髄に染み渡っているため、それを否定するような夫の言動は、自分を理解していないとしか受け取れなかったのである。

知らず知らず未熟な親や実家の都合に支配され、自分の人生よりも、救いようもない親の人生を優先していることにも気づかないまま、夫との関係の方を切り捨てようとしていたのだ。

自身の親との確執もからんでいた

カサンドラ症候群では、パートナーの共感性の乏しさがクローズアップされ、問題の核心だとされる。

ただ、多くのケースは、それほど単純ではない。カサンドラのケースを多数見てきた経験から言えば、カサンドラに陥っている人では、適切な救いの手を差し伸べてくれないのは夫だけでない。夫以外との関係も、支えとなってくれていないということが多い。自身の実家や親との関係が、うまくいっていなかったり、気軽に頼れるような存在ではなかったりする。だからこそ、他に頼ることができず、夫への期待が大きくならざるを得ないのだが、夫があまり支えになってくれないとき、妻は追い詰められてしまうのだ。夫に少し問題があっても、実家との関係が良ければ、母親に不満を言ったり、助けてもらったりして息抜きすることができるので、そこまで追い詰められないで済む。

いつも弟が優先

Ｊさんの場合も、実家との関係が良くなかった。Ｊさんには弟がいたが、実家の両親は何事も弟が優先で、いつしか確執が生まれていたのだ。それが決定的となったのは、夫との結婚だった。実家の母からすると、夫も夫の実家も期待外れに思えたらしく、面と向かって反対したわけではないが、婿としてあまり歓迎していないことが明らかだった。そんな空気を感じると、Ｊさんは余計意地になった。結婚する意思を貫いただけでなく、出産や子育ても、できるだけ実家に頼らないで自力でやってきたのだ。

夫の実家の近くに居を構えたのも、自分の実家よりも、姑のほうが頼りやすいように、最初のうちは思われたからだ。とても細かいところまで気配りをする母に比べると、ざっくばらんな姑は、気兼ねがない感じがしたのだ。だが、それは、近くで付き合ってみて、見込み違いであることがわかった。今や無神経すぎ、文化の違いさえ感じてしまう。

夫だけが頼りなのだが、その肝心な夫は、気持ちを汲み取るという能力においては、小学生レベルかと思ってしまうこともある。夫の美点に思えた〝純朴さ〟が、いまはＪさんを苦しめているのだった。

Jさんの夫は、職場では問題なく責任ある仕事をこなせており、障害レベルのアスペルガー症候群や自閉スペクトラム症とは言いがたい。ただ、共感性やコミュニケーションの面で少し不器用で、鈍い面をもっていた。母親にも似たような傾向があるとすれば、遺伝的な特性もかかわっているのかもしれないし、そうした母親に育てられたことで、共感性があまり育たず、回避型愛着を抱えているのかもしれない。両方が混じっているというのが、実際のところだろう。

夫のアスペルガーだけが問題というような単純化した理解は、実状ともそぐわないし、医学的に見てもあまり的確とは言えないだろう。

夫の問題だけでなく、自身の実家が安全基地として機能していないこと、それによって、Jさん自身が不安定な愛着スタイルを抱えていることも、夫とのすれ違いを大きくしている。さらにそこに、仕事と育児、家事といった現実の負担が加わったとき、そのプレッシャーが、支えてくれる力をはるかに上回り、自身の努力や忍耐では、いかんともしがたいところに来てしまったのである。

実家が介入し、別れさせたはいいが

最近では、夫婦の関係よりも実家との関係が密だという人が少なくない。社会が母系化しつつあるとも言われるが、そうなると、女性は、婚家に属するというよりも、実家に属する傾向が強まる。夫や父親を軸にした父系社会では、女性は嫁げば三界《さんがい》に家なしとも言われ、実家との関係はなくなったものとみなされていた。ところが、昨今では、結婚しても絶えず実家に帰り、実家の近くに住むことを選択する人も多い。離婚も増えたこともあり、夫婦の関係はいつ破綻するかわからない仮初めのものだが、親子の関係は半永久的なもので、夫との関係よりは頼りになるという意識があるのかもしれない。

夫婦間に諍いが起きた場合、少し前までであれば、嫁に行ったのだから、もう帰ってくるところはないし、自分たち夫婦の問題は二人で解決しなさいというスタンスが一般的だった。ところが、最近目立つのは、夫婦間の些細なケンカにも実家が介入し、簡単に離婚させてしまうケースである。可愛い娘を守りたい気持ちはわかるが、それで本当にいいのかなという疑問を感じてしまうこともある。

というのも、そうしたケースをつぶさに見ていくと、確かに夫の側にも問題があるのだが、ケースによっては、妻の側にも少なからず問題があり、相手に求めすぎて、期待通りでないと責めてしまったり、悪い部分にばかり目を向け過剰反応する傾向を抱えていたりする。さらにその根っこをたどっていくと、その女性自身が、親から過度な支配を受け、期待通りの「良い子」を求められてコントロールされて育っているといった状況が見られるのだ。

ある意味、結婚によって、そうした親の支配を脱することができたのだが、親との関係で身につけてしまった不安型の愛着スタイルが、夫との間で、依存と攻撃という悪いパターンを生じさせてしまったのだ。それで、うまくいかないからと、親の支配下に再び戻ったところで、真の解決にはならないだろう。

第六章　夫にできること――カサンドラの悲劇を防ぐために

離婚後の厳しい現実

カサンドラ症候群の本質は、パートナーが安全基地とならないことで、愛着の仕組みがうまく働かなくなり、心身にトラブルが起きているのだと言える。したがって、カサンドラ症候群を予防し、あるいは改善していくために、もっとも望ましいアプローチは、パートナーが問題を自覚して、安全基地としての機能を取り戻すことで、愛着の仕組みが本来の働きを回復し、お互いの心と体を守れるようになることである。

そのためには、苦しんでいる妻（夫の場合もあるが）の問題が、実は自分の問題に起因しているということに気づく必要がある。この点がとても難しい。しかし、気づかないままに進んでいくとどうなるか。夫婦の関係は崖《がけ》っぷちに向かって悪化の一途をたどり、ついには不幸な結末に至ってしまう。

関係が悪化しているときというのは、怒りや拒絶感で気持ちが張り裂けそうになり、こんな関係は終わらしてしまったほうがいいと思いがちだが、夫婦関係の破綻の代償は決して小さくない。

これまで、多大な愛情と手間暇と費用をかけて育ててきた子どもは、十中八九、妻の側に引き取られることになる。そして、養育費の負担だけが求められることになる。離婚して子どもを失う淋しさは、実際に経験しないとわからないものである。その淋しさゆえに、アルコール依存症やうつになる人も多い。離婚してから、子どもの声の幻聴が聞こえるようになった人もいる。

汗水垂らして築いてきた財産も、結婚後に増えた分については、パートナーと二分することになる。年金も同じく二分される。熟年離婚なら、退職金も山分けだ。本来、妻と二人でなら二十万円以上受け取れるはずだった年金は、別れた時期にもよるが、六割程度に減ってしまうことが多い。老後の生活設計も大幅に狂うことになる。

統計データが示すところによれば、さらに影響は、健康や寿命に及ぶ。冒頭でも述べたが、離婚した男性は、十年平均余命が短くなってしまうという結果が出ている。離婚による愛着へのダメージは、それほどまでに心身の健康を脅かすのである。

もちろん、妻の側もさまざまな負の影響を受けることになる。特に大きいのは、経済的な面での困難さで、母子家庭となった場合、支援の制度があるとはいえ、貧困ラインを割り込んでしまうことも多いのが現実だ。

もちろん子育ての負担や悩みも一人で抱えなければならなくなる。いない方がましと思っていた夫でも、少しは役に立っていたと思うときも来る。特に子どもが男の子の場合や、女の子でも父親に懐いていたという場合には、そのダメージを引きずりやすい。その気持ちを母親が抑え込んでしまうと、後になって問題が出てくることになる。非行や境界性パーソナリティ障害、うつ、薬物依存などのリスクが高まる。

さらに男手がいなくなることによる不自由さや負担の増大が生じることになる。車が使えなくなるというケースも多く、買い物や、子どもが熱を出したときの通院も大変だ。ちょっとした修理や日曜大工が必要な場合も、慣れなくて苦労する。

必要は発明の母で、三十代くらいまでに離婚した場合は、すぐに次のパートナーが見つかることも多いが、四十代以降に離婚した場合は、再婚のチャンスも減り、また、さまざまな煩わしさを考えて、二の足を踏んでしまう。

男性ほどではないが、女性の寿命にも離婚はマイナスの影響を及ぼし、離婚した女性は、平均余命が約五年短くなる。男性も女性も離婚した場合、できるだけ早く再婚した方が余命への影響が小さくなるが、離婚後の再婚は、男性の方が厳しく、その意味でも、できるなら幸福な結婚生活を取り戻したいものだ。

子どもへの影響も小さくない

このように、離婚すれば問題が解決するという単純な話ではなく、夫婦ともに大きな損失を蒙ることになる。だが、子どもがいなければ、話はまだ簡単だ。どんな損失も、自分たちの責任で受け止めればいい話だからだ。

そこに子どもがからんでくると、話は何倍も難しくなる。何の責任もないはずの子どもが、深い愛着の傷を受け、その後の人生が少なからず左右されてしまうからだ。実際、もっとも被害を受けるのは、子どもだと言っても過言ではないかもしれない。

両親が離婚した子どもには、ストレスやうつといった心理的影響だけでなく、非行や反抗、学力低下、対人関係の問題など、行動面でもさまざまな影響が出やすい[6]。ある研究[7]によると、離婚家庭の出身者は二十五％の人が、心理的な問題や社会的なトラブルを抱えることになったが、それは、両親がそろった家庭の出身者の二・五倍であった。

さらに、夫婦関係や育児の問題に直結する愛着への影響も心配される。両親の離婚を経験した女子学生とそうでない女子学生、およそ百五十人ずつを対象にした研究[8]によると、前者は不安定な愛着スタイル、ことに恐れ・回避型を示しやすく、自尊感情が低く、親のことを否定的に言う傾向が見られた。また、十二歳までに親の離婚があった場合には、不安定型の愛着スタイル、ことに、とらわれ型（不安型に相当）愛着スタイルになるリスクが高まった。

さらに子どもの平均余命も、親の離婚によって四年あまり縮んでしまうという結果が示されている。愛着の問題は世代間で連鎖するため、親の問題が、その子だけでなく、孫の世代にまで影響してしまいやすい。向き合いたくない現実ではあるが、それが現実なのである。

モンスター化した妻と暮らすのも大変

しかし、多少寿命が縮もうと、離婚できたケースはまだしも幸せかもしれないという事例に、ときどき出くわす。それは、カサンドラ症候群が高じて、情緒不安定になり、刃物を振り回したり妄想や興奮にとらわれて夫を罵り続けたりする妻と、残りの人生をともにせざるを得ない夫たちの悲劇だ。人格が破壊されるほど傷ついた妻にとって唯一の慰めは、夫に怒りをぶつけ、いたぶり続けることでしかない。そんな妻の怨念のこもった恨み節を、死ぬまで聞かされるのは受難としか言いようがない。

だが、妻も、そんなふうになりたくてなっているわけではない。あまりにも深く傷つけられた結果、傷口から毒を吐き散らすことしかできなくなっているのである。夫が特別に何か非道なことや裏切りを働いたわけでなくても、長年積み重なった思いやりや優しさの欠如が、そこまで妻を追い詰めてしまうのだ。

自分の妻をそんなふうにしてしまわないためにも、悲惨な後半生を過ごさないためにも、できうることならば夫婦関係を改善し、妻をカサンドラから救いたい。もしカサンドラになってしまっている場合には、何をおいても、妻との関係改善に全力を注ぐべきであるように思える。ぐずぐずしている場合ではないのだ。

本章では、まず問題を認識した夫に何ができるのか、妻が病気にならないようにするためにはどうしたらいいか、離婚という破局を避け、幸福な関係を取り戻すために、どうすればよいのかということについて、身近に取り組めることを中心に、関係改善のために役立つ実践的ノウハウを伝授したいと思う。

問題を自覚することが改善の第一歩

多くの問題と同様、まず問題を自覚し、それに向き合う決意をすることが、改善の第一歩となる。だが、多くの人は問題に向き合うことを避けようとする。特に回避型の人は、問題に向き合うのが苦手である。面倒だと思ってしまうのだ。

だが、面倒だと思って見て見ない振りをしているうちに、問題は雪だるま式に膨らんでいく。パートナーがすっかり愛想を尽かし、憎しみの塊となってしまってからでは、修復は大変になる。寂しい晩年を避けるためにも、問題に向き合ってほしい。

もしパートナーが苦しんでいるとしたら、イライラや怒りを爆発させあなたを責め立てるとしたら、それはアラート・サインであると同時に、まだ脈があるとも言える。それは両価型の怒りであり、愛情を求めているのに応えてくれないがゆえの怒りだからだ。もう求めることもしなくなり、あなたを排除した人生を考えるようになる前に何とか手を打ってほしい。

パートナーに対する思いやりのなさと、その積み重ねによって生まれるカサンドラ症候群は、前にも述べた通り生活習慣病のようなものである。一つ一つの出来事は、致命的と言うほどのものではなく、心地よくはないが、さりとて耐えられないというほどではない。しかし、それが繰り返されることで、耐えがたい苦痛になっていく。拒否反応が形成されてしまうのである。

とことんまでいってしまうと、離れることでしかお互いの安寧は得られないという事態にも至るが、そうなる前に自覚して予防に努めれば、破綻を防ぎ、健康と幸福を取り戻すこともできる。日々の自覚と行動にかかっている。

では、何をすればいいのかということになるが、ただ具体的な方法を知るというだけでは応用が利かない。現実の出来事というのは、さまざまに変化する。具体的な方法が、その人の実情に合わないということも起きる。大事なのは、根本にある原理をまず理解しておくということである。そうしておけば、どういう場合にも自分で対応を考え、工夫することができる。

自分の特性を踏まえた対応

自分がどのタイプであれ、自分の特性が陥りやすい落とし穴を知り、それを踏まえた対応をすることで、パートナーや家族への負の影響をかなり減らすことができる。また、課題を自覚して努力している姿勢を見せることにより、パートナーのイライラやストレスも少し緩和される。

それぞれのタイプの特性や陥りやすい問題についてはすでに述べてきたが、特に自分では気づきにくく、かつ重要な点についてもう一度触れたい。

アスペルガーにも回避型にも共通して言えるのは、共感的応答や情緒的な表現が少なすぎるということである。本人にはほとんど自覚されないが、相手からすると無表情で、優しさやぬくもりや関心が乏しすぎるように感じられている。意識的に反応や表情を豊かにするように心がけることは、一緒に暮らす相手への思いやりであろう。

もう一つは、自分の視点にとらわれ、相手の気持ちや周囲の状況が見えにくいという点である。そのため、まったく悪気なくやっていることなのだが、パートナーからすると、自分のことしか考えていないように受け取られやすいのだ。そうした誤解を防ぐためには相手の気持ちや第三者の視点で自分の行動を振り返り、修正する努力が必要になる。相手から不快そうな反応が返ってきたら、「ごめん気づかなかった」と、素直に謝る勇気が求められる。

自分のルールにとらわれ融通が利かないことや、期待に反することが起きるとパニックになって混乱してしまうことも、パートナーとの信頼関係を損ない、関係悪化につながりやすい問題だ。特性のためにいかんともしがたい部分もあるが、そうした特性をまず自覚し、自分なりの対処法を工夫するとともに、パートナーに対して、自分がどういう状況が苦手で、そういうときにはどう対処してほしいかを伝えることも大事だろう。

安全基地となるためには？

カサンドラ症候群は、安全基地が機能しないことによって起きる愛着機能不全である。したがって、改善のためには、安全基地機能の回復が何よりも必要である。つまり、あなたが、パートナーにとって安全基地になることが求められるのである。アスペルガー・タイプや回避型の人にとって、それは決して容易な課題ではないが、良好な関係を手に入れるためには、その課題に取り組むしかない。

では、安全基地になるためには、どうすればよいのだろうか。

(1) 安全と秩序を守る

まず、安全基地になるために大切なのは、相手の安全感を脅かさないことだ。非難や攻撃はもちろんマイナスだが、一方的な押し付けや支配も関係を壊していく。

安全は、秩序とも関係が深い。気分や態度がコロコロ変わり、予測できないことは、相手の安全感を脅かしてしまう。見通しが立ち、ある程度一貫性をもつことも大切である。

相手の安全を守る上で、もう一つ大切なことは、相手の主体性を脅かさないことである。過度に求めすぎたり、縛りすぎたり、期待をかけすぎることも、NGだ。

逆に、相手がこちらの安全や秩序を脅かすことを、何でも許しすぎないことも大事だ。安全基地になるということは、相手の言いなりになり、一方的に自己犠牲を払うことではない。ことにパートナーとの関係では、対等でないと、いつか破綻してしまう。寛容さは大事だが、我慢しすぎず、配慮してほしいことや困ることは率直に伝え、お互いの安全や秩序が守られるようにすることが大事なのである。

怒りの口調にならないためには

ただ、その場合、怒り口調や攻撃的な言い方にならず、冷静に説明するスキルが求められる。このスキルが、安全基地になれるかどうかを左右すると言っても過言ではない。最初の困難なハードルである。自分でも自覚しないうちに、怒りや不満が顔や声に出て、つい攻撃的な言い方になってしまうことも多い。

それを防ぐためにはどうしたらいいのか。一つお勧めなのは、目の前の妻を、妻ではなく、あなたを試すために、怒れる妻に姿を変えた女神だと思うのだ。怒れる妻が何をしようが、優しく応えることができれば、女神の姿に戻って、あなたに幸運をもたらすが、あなたが挑発に乗って攻撃してしまうと、幸運の女神はあなたのもとを去ってしまう。

自分で気づかない攻撃性がある

愛着の安定には、相手の安全を脅かさないということが第一条件なのだが、それを損なってしまうのが、自動的に生じる攻撃性の問題である。攻撃性は、その人の性格に深く根ざしているもので、自分でも自覚なく出てしまうことが多い。明らかな攻撃性は、言うまでもなく関係を傷つけてしまうが、意外に重要なのは、自分では自覚していない攻撃性である。

攻撃性は、大きく三つの表れ方をする。一つは、怒りとともに相手を責めるといった、強い感情を伴ったあからさまな攻撃性である。これは、多くの人が攻撃性として知っているものだ。怒りっぽく、短気で、すぐ感情的になり、暴言をはいてしまうという場合には、このタイプの攻撃性が高いと言える。

もう一つは、強い感情を伴っているわけではないが、愚痴っぽかったり、皮肉っぽかったり、嘲《あざけ》るような言い方であったりする場合で、曖昧だが、相手からすると責められたと感じられる。すぐに不満を言ったり、陰口を言ったり、上から目線で批判したりするのは、このタイプの攻撃性が高いと言える。こうした「不満の攻撃性」は、受動攻撃性とも言われ、あからさまな攻撃性ではないのだが、周囲にストレスを与えやすい。不安型の人に普段からみられやすいのは、この不満という形の攻撃である。

三つ目は、要求をするという形で表れる攻撃性である。「~してください」「~してくれないと困ります」「~は、どうしてくれるんですか?」といった言い方で、見かけ上は、ただ要求を述べているだけなのだが、相手からすると、自分の非を責められていると感じてしまう。

回避型の人は、ストレートに怒りの感情を見せるということは少ないが、要求という形で攻撃性を出しやすい。また、不安型でも、口が達者で、てきぱきしたタイプの人は、要求する言い方が多くなりやすい。理屈や義務でたたみかけてくるので、言い返すこともできずその場は従うが、相手からすると、強いられた感じがあり、反発を感じる。意地を張って、「いやだ」「知らない」といった拒否反応を起こしてしまう場合もある。このタイプの攻撃性は、「要求の攻撃性」と言える。理詰めで相手を説き伏せようとする場合も、こちらは相手を納得させたつもりでも、本人は無理強いされたと感じてしまう。

安全基地になろうとするならば、こうした言い方は、できるだけ避けることが望ましい。あからさまに攻撃的な言い方は無論、間接的な不満の攻撃も、理詰めで相手を動かそうとする要求の攻撃も、あまり多くなるとマイナスである。

ご自身のコミュニケーションの取り方を、よく振り返ってほしい。イライラやネガティブな感情にとらわれやすい人では不満の攻撃性を知らないうちに、周囲に振りまいている可能性がある。それは、あなたが周りから愛されることを妨げていることを知ろう。

一方、仕事の世界では活躍し、物事を理詰めで解決することに長《た》けている人では、家族といった親密な関係においても、ビジネスの方法をそのまま持ち込もうとし、要求の攻撃性を振り回してしまっていることが少なくない。相手は理屈ではあなたに太刀打ちできないかもしれないが、結局、本当の問題解決にもなっておらず、口に出せない不満が残ってしまう。

(2) 相互的応答性

安定した愛着の最大の特徴とされるのは、相互的応答性である。一方的な押しつけではなく、対等な関係でやりとりし、相手の求めていることに応えるというスタンスが基本である。それがうまくいくためには、相手の反応をよく見て、丁寧にやりとりしながら、共有できる部分を増やしていくという姿勢を常に忘れないことだ。

独りよがりに結論を出そうとしたり、急いで決着をつけようとすると、相互性が失われ、相手の気持ちからズレてしまい、安全基地としては失格ということなってしまう。

相手の気持ちよりも、正しいことにとらわれる

カサンドラを起こしやすいカップルは、どちらも真面目なタイプが多い。そして、真面目であるがゆえに、ある共通する落とし穴にはまりやすい。それは、相手の気持ちよりも、正しいことを優先する傾向である。このことは、妻をカサンドラにしてしまう夫だけでなく、カサンドラになっている妻にもみられる。

アスペルガーの人だけでなく、真面目な人は、しばしば強迫的な傾向をもっていて、ある基準やルールにとらわれ、「～すべきだ」という思考が強い。べき思考とは、気持ちよりも正しさを優先する思考だとも言える。べき思考が強い人では、正しさよりも、ときには相手の気持ちや意思を尊重したほうがよい場面があるということが理解できない。間違っているとわかっていても、相手の気持ちに配慮してそのままにしたり、自分で気づくのを待ったりすることが苦手だ。

つい正しい答えにこだわってしまう。自分の経験や基準に照らし合わせて、こうした方がいいといった結論を相手に押しつけてしまう。その人にとっては正しい結論だったかもしれないが、相手にとってはピントのズレた、役に立たないアドバイスでしかないということがわからない。その結論が絶対正しいことのように思い込んで、押しつけてしまうとき、相互的応答という安全基地の条件からは外れてしまい、カサンドラ的な状況を生んでしまいやすいのである。

（3）共感性

三番目の条件は共感性だが、これは、人間ならではのより高度な安全基地の条件だと言える。相手の立場で相手の気持ちを考えられるかどうかが、安全基地になれるかどうかを大きく左右する。もっとも高いハードルである。相手と同じ気持ちになれなくても、相手の気持ちを理解する努力は、安全基地になるためには不可欠だと言える。

安全基地になれない人は、自分の視点にとらわれ、相手の立場に立って柔軟に考えることができない。カサンドラ的状況で、夫だけでなく妻にも認められやすいのは、相手の視点で考えるという想像力が弱いことである。その点を強化し、トレーニングしていくことが、カサンドラを克服する上で重要な課題となる。

相手を理解するだけでなく、自分を理解してもらうことも大切だと言える。そのためには、相手に共感してもらうための努力が求められる。気持ちや事情を伝え、自分の気持ちを理解してもらう能力も磨く必要がある。共感性が高い人は、相手の気持ちを理解することに長けているだけでなく、自分の気持ちを理解してもらうことにも長けているのだ。

気持ちをわかってもらえないと嘆くよりも、気持ちや事情を伝える努力を怠っていないか、振り返ってみて、もしそれが不足しているようなら、これから述べていく対処が役立つだろう。

まめな連絡が愛着の安定化に寄与

ラブラブだった頃のことを思い出してほしい。一日に何度も連絡を取り合っていたはずだ。それが、次第に間隔が空くようになり、何日も連絡しないことも当たり前になっていく。途中までは、安心して落ち着いたという面もあっただろう。不安型の人の場合、安心できないと、始終愛情の確認が必要になるからだ。適度に間隔が空けられるようになったことは歓迎すべきことなのだが、物事にはほどよさというものがある。間隔が空きすぎると、自分には関心がなくなり、放っておかれているという感覚が強まっていくことになる。

そうなっても求めてこないとすれば、あなたに対して脱愛着が始まっているということになる。あなたに期待することを諦め、あなたを心の拠《よ》り所とはみなさないことで、あなたの無関心にも平気になろうとしているのだ。

あなたは頼られなくなって清々《せいせい》したと思うかもしれないが、あなたに頼ることを諦めた分、ストレスやイライラがたまりやすくなったり、他のものに依存することで紛らわしたりしている。何かの拍子に、あなたに向けられる激しい怒りや敵意に、あなたは戸惑うかもしれない。自分は真面目に働いて、やるべきことをやっているはずなのに、どうしてこんな非難や罵声《ばせい》を浴びねばならないのだろうと、理不尽に感じるかもしれない。しかし、それはある意味必然的な結果なのだ。

メールやラインで、あれほど多くの人が連絡を取る行動に熱中しているのは、そこに安心感を維持する仕組みがかかわっているからだ。応答し合うことが、愛着を維持する生命線なのである。ろくに連絡もしないということは、自由でのんびりできていいと思っているのは回避型の人の感覚であり、不安型の人が多い妻の方は、無視され続けたストレスが沸点寸前まで高まっているのである。

帰りますメールだけでも効果的

それゆえ、もっと愛されようと思うならば、応答を増やすことである。まめに連絡を入れ、連絡にはきちんと返事を返す。

妻との関係がぎくしゃくし始めた男性によく勧めるのは、帰宅する前に連絡を入れることである。妻の方は、食事の用意をどうするか、夫が帰ってくる時間とのタイミングなどを考えながら待っていることも多い。料理を作る方としては、やはり一番おいしい状態で食べてほしいものだ。

ところが、せっかく作っても、帰宅する時間になって「遅くなるので食べて帰る」と言われたら、すべて無駄になる。そんなことが繰り返されれば、どんなに愛情深かった妻も、夫のために時間や労力をかけることが空しくなっていく。連絡を一本入れるだけで、自分の気持ちや大変さがわかってくれていると安心するのだ。ついでにねぎらいの言葉や優しい一言を添える。どんなに忙しくても、そうした配慮をすることで、信頼関係というものは強まっていく。

妻との関係が良好な男性は、そうした気配りをこまめにしている。

事情を説明する力

日々の生活では、うまくいかないことや、相手の気分を害するような事態も起きる。意に反することが起きたとき、それがきっかけで関係が悪化していくか、そうはならないかの分かれ目は、事情を説明する手間をかけているかどうかである。

ビジネスであれば、何かトラブルが起きれば、即座に事情説明に走り、謝罪をしたり善後策を講じたりするだろう。ところが、パートナーとの関係になると、そうした手間を省いてしまうということになりがちだ。

愛着が安定型の人では、きちんと事情を説明し、パートナーが不快に思ったり誤解してイライラしたりすることを少しでも減らそうとする。それが思いやりである。不安型の人では、相手の心配に配慮するというよりも、自分の心配をぶちまけるという反応の仕方をするが、少なくとも何が起きたかということについては、相手に過剰なまでに伝えようとする。それに対して、回避型の人では、そうした手間を面倒がって省いてしまう。トラブルが起きていて、相手が心配しているのに、何の説明もせず自分のペースを優先して行動する。

やきもきしながら、説明を待っている不安型のパートナーの身になれば、自分の心配に対して何の配慮もないと感じてしまう。不安型の妻に対しては、丁寧に事情を説明するということを心がけると、それだけで信頼が高まるのだ。

家事をして妻の負担を減らす

妻がカサンドラになるのを防ぐのに、間違いなく役立つことは、家事をして、妻の負担を減らすことである。とはいえ、帰宅が深夜という人に家事をしろというのは、過労死しろと言っているようなもので、もちろん健康維持のために睡眠を優先する必要がある。大事なのは、できるときには進んでするという姿勢である。

妻に対する思いやりや感謝の気持ちがある人では、自然にそうした行動がみられる。時間があっても自分がしたいことをして、家事や雑用は妻に押しつけるという態度を、妻は日々見ている。それが積み重なって積年の恨みとなり、怒りのモンスターになってしまうことにもなる。誰もそんなふうになりたかったわけではない。あまりにも不公平で、不当な我慢を強いられ続けた結果、限界を超えてしまったのである。

そうならないためにも、日頃から思いやりと感謝の気持ちをもって、できるときには妻の負担を減らせるように、率先して家事をし、その分、一緒に楽しめる時間をもつようにするという姿勢が、愛情を高めることになる。

どうせやるのなら嫌々ではなく、思いやりや感謝の気持ちをこめて、また自分の健康や機能を衰えさせないために役立てるつもりで、気持ちよく取り組むと、さまざまなメリットを享受できる。

イエローサインで危険を知らせる

仲が険悪なカップルでも、三百六十五日、大げんかをしているというわけではない。一週間に一度、月に四回、大げんかをすれば、そうとう危機的な状況だと言える。大抵は、一度大きなケンカをすると、どちらも少しは反省し、比較的ましな時期が何日かは続くものだ。ときには、何週間か平穏な日々が続くこともある。

ところが、お互いの不機嫌や疲労の波が重なったりすると、些細なことをきっかけに、非難の応酬が始まる。たとえ一ヶ月ぶりであろうと、ケンカになってしまうと、その間の平和な時期も無意味に思えて、否定モード全開となり、「全然変わっていない」「努力するだけ無駄だ」「早く別れたい」「出て行って」と、極端な結論をぶつけ合ってしまう。

しかし、元をたどれば、不機嫌や疲労が重なっただけのことである。こうした偶発的な衝突で関係が悪化し、離婚まで至るのは、ある意味、ばかげているし、大きな損失である。

それを防ぐための工夫としてお勧めなのが、イエローカードならぬイエローサインで、今日は疲労がたまっているとか、睡眠不足でイライラしやすい状態を、「危険日」ですよと知らせる方法だ。サインや以下のようなカードを使って、それを呈示したときは、相手

□□ちゃん
今日は疲れて、イライラしやすい状態です。

どうしても必要なことは言ってくれていいですが、手短にしてくれるとありがたいです。

○○ より愛を込めて

□□くん(さん)
今日は一つ相談したいことがあります。
いつ話したらいいか、教えてくれるとありがたいです。

○○ より愛を込めて

イエローサインの例

は配慮して、できるだけ優しく接するように心がける。両方ともイエローサインを呈示したときは、その日は最低限の言葉だけを交わして、早めに就寝するといったルールを決めておく。そうすることによって、お互いにイライラに相手を巻き込んでしまうことを防ぐ。

イエローサイン以外にも、相談したいことがあるときのカードも活用するといいだろう。回避型の人は、自分から相談するのが苦手で、コミュニケーションを取り損なってしまい、それが亀裂を生むことにもつながりやすい。

アルコールや薬物は共感性や感情制御に影響する

また、特に注意を要するのは、アルコールや安定剤などの影響である。アルコールにしろ、抗不安薬や睡眠薬にしろ、脱抑制作用により感情のブレーキが働かなくなる危険がある。素面《しらふ》のときであれば言わないであろうことを、酒や薬が入ると言ってしまう場合がある。共感性も低下し、相手の気持ちに配慮せずにずけずけ発言してしまうということにもなりかねない。

アルコールはうまく作用すると、互いの気分をアップしたり親和的にしたりするのに役立つが、ストレスや疲労がたまっているときには、いわゆる「悪酔い」を生じ、口を滑らせて相手を傷つけたり、思いも掛けない大げんかになったりということが起きやすい。あとで理由を考えても思い出せないような、どうでもいいような原因で、取り返しのつかない大げんかや暴力沙汰《ざた》に発展することもあり、くれぐれも注意が必要だ。

また、一方だけが飲酒をするという場合、相手とのテンションにギャップが生じるため、相手からすると置いてきぼりをくらったような状況を生む。飲酒する母親ではネグレクトが起きやすいが、一人で飲酒する夫も、妻に対してネグレクトが起きやすいのである。

人間として親切にする

親子でも夫婦でも、一旦関係が悪くなると、他人以下の関係になってしまう。他人であれば、少なくともわざわざ怒らせたり、あからさまに拒否したりすることはしない。ところが、親密な関係ほど、こじれると愛憎が裏返って、憎さ百倍になってしまう。

両価型の愛着を抱えた人では、その傾向がさらに強く、求めるがゆえに、期待に反すると激しい怒りを感じ、最悪の存在として責め立てるようになる。そうした状態のとき、優しくしてくださいと言っても、なかなか実行は難しい。理性ではわかっていても、傷ついた感情が勝手に拒否や攻撃に走ってしまうのだ。

そうした場合、いきなり優しくするというのはハードルが高すぎると言える。そこで、関係が悪化している場合に、よく目標として設定するのは、優しくまでできなくていいので、一人の人間として、できるだけ親切にするということだ。それなら、なんとかできそうですと言って、努力してくれることが多い。

実際のところ、腹立たしいことばかりしてくる相手も、心の中は寂しく、傷ついている。その点では、あなたとさほど違わないのだ。相手も本当は仲良くやりたいと思っている。しかし、傷ついたプライドと意地のために、素直にそうすることができない。心ならず愛情よりも敵意を見せてしまう。そのために、一番身近な伴侶や家族からさえ愛してもらえない。憐《あわ》れで、可哀想な状況に自分を追いやっているのだ。

哀れみをかけ、親切にしたとしても、何も悪いことはない。それはあなたの人間としての優しさであり、いくら傷つけられても、その優しさまであなたが失う必要はないのである。

家族ミーティングの勧め

近年、イギリスを中心に発展し、注目されている手法に家族ミーティングと呼ばれるものがある。統合失調症などの精神障害を抱える家族では、家庭内の葛藤が強まりやすく、それによって病状の悪化を招くという悪循環を生じやすいが、それを防ぐ方法として導入されるようになったものだ。

担当者（保健師や心理士、ソーシャルワーカーなど）が家族を訪問して、そこで、家族会議のようなものを行う。原則、家族みんなに参加してもらうが、日によっては参加できない人がいてもいい。司会役と書記を決めて、そこで話し合ったことは、会議と同じように記録していく。最初は、担当者が司会役を務めてもいいが、次第に家族が司会役を行えるように育てていく。

話し合う議題は、家族の誰でも提起することができる。困っていることや、家族で話し合いたいことを一人一人言い、それについて意見を出し合う。

この方法はシンプルだが、非常に効果的で、病状の悪化を防ぐのに役立つだけでなく、家族の関係が良くなるという副産物も報告されている。

筆者はその手法を、発達障害や愛着障害に関連するさまざまな問題（親子関係の問題、境界性パーソナリティ障害、依存症、摂食障害、気分障害、ひきこもりなど）を抱える家族にも応用を試みているが、カサンドラ症候群のような夫婦関係の問題にも有用だと感じている。

一緒にやってみようという気持ちがあれば、必ずしも専門家が加わらなくても実施できる。実際にやってみた人からは、話をすることが増え、関係が良くなったという感想を聞く。やり方について、そのポイントを説明しておこう。

まず、大事なのは、家族ミーティングの目的は、誰かを責めることや何かを決定することではなく、一緒に考え、問題を共有することだという点だ。そこが、通常のミーティングとはまったく違う。したがって、発言に際しては、誰かを責めたり、責任を追及したり、議論したり、結論を押しつけたりする言い方はNGである。相手の意見を聞き、共感すること、そのうえで、自分の気持ちや意見を言うが、それを相手に押しつけることはしない。明らかに相手に非がある場合も、どういう事情だったのかを本人から聞き、本人がどう考えているかをまず言ってもらう。そのうえで、こちらの感想や意見を言う。相手を懲らしめたり、議論で打ち負かしたり、多数決で何かを決めたりはしない。何かを決める必要があるときは、みんなが納得するのが原則である。そうなるまで、結論を急がず、とことん話し合う。自分の意見を言うだけでなく、相手の考えを聞くことを大切にする。一人一人の考えを尊重するなかで、共有できるところを増やしていく。

カウンセラーが同席する場合も、その役割は、以上の点が守られているかに目を配り、万一雰囲気を悪くしたり、相手をコントロールしたりする発言があれば、それを指摘し、コミュニケーションの取り方を変えていくようにサポートすることである。

夫婦間で行うミーティングなら、カウンセラーの役を、子どもや祖父母や知人がやってくれる場合もある。夫婦以外の人がいることによって、第三者の視点が入り、「その言い方、責めてるよ」とか「怒らないで言おうよ」と、自然な形で教育的指導が入り、感情的にエスカレートするのを防いでくれる。

定期的にそうした機会をもつことによって、きちんと話ができるという安心感が生まれる。お互い何を考えているのか、どんな点に不満や不安があるのか、わかっているようでわかっていないものだ。それを口に出して、きちんと聞いてもらえるというだけで、次第に気持ちが共有されやすくなり、ギスギス感が減っていく。

感謝とねぎらいを忘れずに

夫婦の関係というものは、慣れっこになるにつれて、その有り難みを忘れていく。相手が与えてくれている大きな恩恵にも気づかなくなり、当たり前のこととしか思わず、不満や非にばかり目を注ぎがちだ。しかし、この章の初めに述べたように、それを失ったとき、その損失の大きさを思い知らされることになる。

手入れを怠ると愛情は次第に薄れていき、やがて正反対の怒りや憎しみに変貌《へんぼう》する。愛情を求める気持ちが強い不安型の妻ほど、そのギャップは大きなものとなりやすい。だが、それは日々の優しさや思いやりを与えられなかった結果なのだ。悪いところではなく、自分がこれまで与えてもらった恩恵の方に目を向け、感謝とねぎらいの気持ちを忘れないことである。

感謝の気持ちをもつことは、うつを防ぎ、人生を前向きに過ごすことにもつながる。妻を救うだけでなく、自分自身を救うことにもなるのだ。

第七章　妻にできること——優しい夫に変えるために

本章では、カサンドラを脱するために、妻自身にできることを考えたい。夫の障害のレベルや関係のこじれ具合によって、妻にできることも変わってくる。三つの段階に分けて述べていきたい。

1．安全基地になるアプローチ

まず必要なのは特性の理解

アスペルガーや回避型の考え方や行動の原理は、そうでない人とは百八十度くらい違っている。アスペルガーの場合には、別の星の住人によく喩えられるが、それくらい基準が違うのである。多くの行き違いやストレスは、異なる基準を理解しないまま、自分と同じ常識を相手に求めることから生じている。したがって、まず必要なことは、パートナーの特性をよく理解し、その人の行動原理や思考パターンをある程度尊重しながら付き合っていくことである。

【アスペルガー・タイプの場合】

まず、アスペルガー・タイプの最大の特徴と言えるのは、気持ちを汲み取る能力が弱く、相手の立場に立って思いやったり、同じ気持ちを共有したりすることが苦手だということだ。そのため、無神経に思える発言をしたり、いたわりの反応がなかったりする。パートナーに対する共感的応答が不足する要因ともなるのだが、本人は決して悪気があってそうしているのではない。

近視が強い人が、相手の顔がよく見えないため、相手の反応に気づかないのと同じで、心の視力が弱いため、相手の気持ちが見えないのである。それをなじられても、本人としてもどうすることもできず、逆にストレスを感じてしまう。

過敏さや神経質な傾向も頻度の高い特性で、本人にとってはしばしば深刻な問題だ。当人が感じている不安や苦痛を軽くあしらい、「そんなことを気にするのはおかしい」という反応をすると、理解してもらえないことでますます苦痛を感じてしまう。共感的に受け止め、できるだけ配慮するようにした方がよい。大きな声や甲高い笑い声、喜怒哀楽が激しいしゃべり方にも強いストレスを感じる場合がある。

しばしばトラブルの原因になるのは、予定が急に変わったときや、想定外の事態が起きたときである。気持ちを切り替えることができず、混乱したり怒り出したりする。そこでせき立てたり責めたりすると、余計ひどい事態になりやすい。

急な予定変更はできるだけ避け、あらかじめ伝えるようにする。やむを得ない場合も、十分に気持ちに配慮した伝え方をする。「本当に悪いんだけど」とか「急なことで、ごめんね」といった言葉を添えるだけでも、当人の受けるストレスは緩和される。どうしていいかわからず混乱しているときは、大丈夫よと安心させ、具体的にこうした方がいいよと、アドバイスする。追い詰めない対応が基本である。

また、一旦何かをやり始めるとスイッチが切り替わりにくく、続けようとする傾向もある。それを無理に止めさせようとすると、激しい怒りの反応になることもある。本人のタイミングを尊重した方が、スムーズに切り替わりやすい。「あとどれくらいかかるの？」と本人の予定を聞いて、「じゃあ、その時間にタイマーをセットしておくね」といった対応をするのが、お互いストレスにならないだろう。

特有のこだわりや細部を気にする傾向も、「へえー、そんなふうに思うんだ」と、当人の受け止め方に理解を示しつつ、他の感じ方や選択肢もあることを控えめに提示した方が、受け入れられやすい。

【回避型の場合】

回避型の人は、距離をおいた関係のほうが気楽で、自分らしくいられる。べたべたした距離の近い関係は重荷に感じられてしまう。仲良く、和気藹々《あいあい》とした、アット・ホームな関係も、回避型の人にとってあまり居心地がよくない場合もある。ビジネスライクな、割り切った関係の方がやりやすいのである。

スキンシップをとったり、一緒に共同作業に取り組んだりすることも、心地よさや楽しさより、苦痛やストレスを感じてしまう。みんながわいわい盛り上がるようなことほど、疎外感を覚えてしまいやすい。

結婚して家庭をもち、我が子を育てるということも、希望のある未来というよりも、面倒な責任と負担が増えることと感じられてしまう。

人に対して心を開いたり、打ち解けたりすることも、楽しいよりも苦痛である。社会人として認めてもらうために、無理をして社交的に振る舞う場合もあるが、心から望んでやっているわけではないので、どこか板に付かない違和感がつきまとう。

回避型の愛着スタイルを抱えている人と、スキンシップや親密な心の交流を過剰なまでに必要とする不安型の人とでは、存在のあり方がまったく違うのである。

とはいえ、かかわりをもつなかで、共感的な喜びの回路が育まれ、次第に楽しめるようになることも期待できるので、本人にとって苦痛にならない範囲で、少しずつチャレンジしてもらうのが良いだろう。やるのが当たり前というスタンスは逆効果で、溝ができやすい。

本人の行動スタイルにも配慮しつつ、徐々に共有できる部分を増やしていったほうがいい。行動スタイルや価値観に決定的な違いがあり、共有部分があまり見つからないという場合には、次の段階の対処が必要になるだろう。

悪循環に陥らないために

典型的なカサンドラ症候群においては、アスペルガーや回避型の夫からの共感的な応答が不足することで、不安型の妻（あるいは不安型になった妻）は愛情飢餓にもだえ、怒りを夫にぶつけてしまうことで、さらに夫との関係が悪くなるという悪循環に陥っている。愛情を求めようとするがゆえに、相手を責め立てて窮地に追いやり、回避型の夫は余計に自己防衛に走り、自分の世界に閉じこもって妻から背を向けてしまうことになる。愛情を求めすぎるために、逆に愛情を失ってしまうのだ。求めれば求めるほど関係は悪化し、怒りと失望ばかりが渦巻くことになる。

こうした悪循環は、自分で自分の首を絞めるだけでなく、パートナーの首も絞めてしまっている。パートナーは良好な関係を築き直そうと協力するどころか、いつまた責められるのか、怒りをぶちまけられるのかと、妻のことを恐れ、逃げ腰になり、本音が言えなくなっていく。

求めている共感や愛情から、ますます遠ざかってしまうのである。

この状況を改善するためには、不満な点や意に反することに怒りを感じ、相手を責めるという反応をまずやめることが必要になる。

安全基地の第一条件は、安全を脅かさないということである。それゆえ、まず相手を責める反応を減らすことだ。自分では気づきにくいが、不満や愚痴ばかりいう「不満の攻撃」や要求がましい言い方をする「要求の攻撃」も、相手からすると責められていると感じ、攻撃しているのと同じ結果になるので、気をつけるとよいだろう。

もし相手が、責める言い方や不満をいう言い方、要求する言い方をしてきたときには、「責める言い方は、お互い止めましょう」「もう少し優しく言ってくれると、ありがたいな」といった言い方で、攻撃をかわすようにしよう。

安全基地を手に入れるには、自分が安全基地に

関係がぎすぎすし始めたとき、多くのケースは、夫の側もストレスが増えて、余裕がなくなり、妻との関係も悪化し、内にも外にも安全基地を失いかけているという状況にある。仕事でのストレスや責任が増えて、いっぱいいっぱいになったうえに、妻から不満をぶつけられ、責め立てられて、家庭でもストレスを抱える状況になっている。その結果、余計に優しさや愛情を失っている。

妻も、夫が安全基地として機能しないうえに、負担やストレスが増え、優しさに飢えているのだが、その状況は、夫も同じなのである。外で仕事をして、楽しそうに見える面もあるだろうが、回避型の夫にとって、人付き合いそのものが大きなストレスである。帰ってくるなり、パソコンやスマホに逃げる夫の姿にいらだつことだろうが、回避型の夫にとっては、一人の時間をもつということが安らぎとして必要なのである。「やりたいことばかりやって」と責めたくなるのは当然だが、そうすることは、夫から息抜きを奪うことになり、余計ストレスを与えてしまう結果になる。

本来必要なのは、互いをいたわり合い、ストレスを減らす関わりなのだが、先にも述べたように回避型の夫と不安型の妻では、ストレスを受けたときの反応が逆になりやすいため、愚痴を言い合うことでそれを解消するという方法がうまく共有できないのだ。そのため、相手に安全基地を求めれば求めるほど、イライラするということになる。

このすれ違いをどうすれば改善できるのか。

うまくいっていた頃のことを思い出してほしい。その頃は、自分よりも相手のことを気遣っていたはずだ。少し疲れている顔を見せても、「大丈夫?」と声を掛けたはずだ。それを忙しさやさまざまな事情でしなくなってしまった。共感的応答が減れば、愛着は弱まっていく。その行き着く先が、現在の状況だ。

その状況を変えていくために必要なことは、不満を言ったり責めたりすることではなく、共感的応答を増やすことである。相手に求める前に、自分がパートナーの安全基地になるように努めてみてほしい。愛着は相互的な現象であり、自分が相手の安全基地になろうとすると、不思議なことに、相手もこちらの安全基地になろうとする。

責めたくなったときに、ねぎらいの言葉をかける。不満を言いたくなったとき、感謝の言葉を口にする。本心からそう思えなくてもいい。ふりでいいから、共感的応答を増やすことだ。言いたいことがあっても、いきなりは言わない。まず、相手の気持ちをほぐし、安全基地と感じてもらうことを優先する。相手を大切に思っていた頃は、そうした配慮をしていたはずだ。その原点に戻ってみることである。

その効果は、よほど関係がこじれていない限り、てきめんに表れるだろう。夫の表情から硬い緊張や険しさがとれ、笑顔と優しさが戻ってくるだろう。夫とても、優しさや気遣いに飢えているのである。

回避型の夫とうまくコミュニケーションするには

とはいえ、夫のペースばかりを優先し、妻だけが言いたいことを我慢したのでは、もちろんうまくいかない。妻の話を聞いてもらうことも必要になるが、不安型の妻がよくやるように、夫が帰ってくるなり、自分の不満や困り事を機関銃のように発射し続けるというのでは、疲れ切って帰ってくる夫には、責め苦になってしまう。

それで、うっとうしそうな態度に対して怒りを爆発させ、責め立てたりすれば、回避型の夫はますます畏縮《いしゅく》し、もっと回避的になり、妻との接触を避けるようになる。仕事や趣味を逃げ場にし、そこを安全基地にして、どうにか自分を保とうとする。それでは、両者の溝は広がるばかりだ。

　では、どのようにコミュニケーションをとると、回避型やアスペルガーの夫ともうまく話をし、気持ちを共有することにつなげていけるだろうか。

　まずは、前項でも述べたように夫のストレスにも配慮して、夫のペースやタイミングもある程度尊重する。そのうえで、「一つ話を聞いてもらってもいい?」と了解を求めた上で話をするようにする。相手の都合や意思を尊重した言い方を心がけるだけで、夫の反応は違ってくる。

　イエローサインを用いるのも、夫からの協力が得やすくなる。メールやラインを使ったり、前章で紹介したようなカードを活用したりして、次のような内容を伝えるといいだろう。

「お疲れのところすみませんが、お話を聞いてほしいことがあります。今夜いいですか。もし無理なときは、いつその時間をとれそうか、言ってくれますか。助けてください。お願いします。　○○より愛を込めて」

　イエローサインを使うメリットは、夫に、これは特別に注意を要する事態だと、あらかじめ心構えを促し、真剣な対応をとってもらいやすくすることだ。日常の延長で、ただ不満や泣き言をだらだら聞かせても、アスペルガーや回避型の人にとって、何が重要なのかがわかりにくく、ただ煩わしいだけになってしまう。これは重要なことですよと、明確に示したほうが、それなりの反応を引き出しやすいのだ。それ以外のときには愚痴や不満を言うのは控え、余分なストレスを減らすようにすると、関係の安定につながりやすい。

また、前章で紹介した家族ミーティングを活用するのもよいだろう。相談のための曜日や時間を決めておいて、そのときにまとめて話すようにするのだ。お互いにカウンセラーになり合うつもりで、前半後半に分けて話を聞き合ってもよいだろう。きちんと話を聞いてもらえるという安心感があるだけで、日頃のストレスを大幅に減らすことができる。

話を聞くときには安全基地に徹し、批判したり評価したりはせず、また、求めてもいないのに助言したり、結論を押しつけたりすることも慎まねばならない。次に掲げるコミュニケーションのルールを、話し合いの時には、見えるところに置いておいて、お互い共感的なコミュニケーションがとれるように心がけるとよいだろう。

アスペルガーの夫は、言わないとわからない

妻の方としては、あまり言い過ぎるのもうっとうしがられると思って、気づいてくれる

共感的なコミュニケーションのためのルール

① 一方ばかりが発言するのではなく、交互にバランス良く発言できるように互いに配慮する。

② 相手の発言には、注意と関心を向け、しっかり聞く姿勢を見せる。

③ 相手の発言に対して、いきなり反論したり否定したりせずに、まず共感的に受け止めたうえで、自分の気持ちや考えを言う。

のを待つということも多い。それとなく匂わせはするが、はっきりとは言わないというのが一般的な対応だろう。

ところが、アスペルガーの人には、曖昧な伝え方が通用しない。言葉を字義通りにしか理解しないところもあり、言外のニュアンスをなかなか汲み取ってもらえない。「お鍋、見といて」と言われて、焦げくさくなっていても、ただ見ていたという笑い話のようなことが現実に起きる。

何も言われなくても、気持ちを汲んで行動するのを、思いやりと呼ぶなら、思いやりを示すことは、アスペルガーの人には一番苦手なことである。たとえ優しい気持ちがあっても、相手が何を期待しているのかをはっきり言ってくれない限り、何をすればいいかがわからないのだ。それは、悪気や怠慢の結果ではなく、このタイプの人の特性によるものなので、彼らを責めるのは酷だと言える。

気が回らないことに苛立ち、責めてしまうよりも、はっきりしてほしいことを言うようにした方が、ずっとうまくいく。ただ、その場合も、「〜して」とか、「どうして、〜してくれないの」といった要求の言い方ではなく、「〜してくれない?」「〜してくれると、ありがたいな(うれしいな)」といったお願い事の言い方にすることで、気持ちよく動いてもらいやすくなる。

協力関係を作っていく

愛着という仕組みは相互的なものであり、どちらか一方だけの努力によってでは改善が得られにくい。関係がよくなっていくためには、両方が協力するという姿勢が大事なポイントだと言える。

実際、カサンドラが改善するケースでは、そうした協力関係がとれるようになる。最初は、パートナーのせいで自分が苦しめられているとしか受け止められていない場合も、やがて自分の関わり方も大切だということに気がつき、お互いが努力し、理解し合おうとする姿勢がみられるようになる。そうすることで、それまで苦痛で仕方なかったことも、少しずつ受け入れられるようになっていく。

しかし、最初から協力関係がとれるケースは稀である。夫の方はまったく自覚がなく、改善しようともしないというケースもあれば、妻の方が、自分は被害者で、夫が反省し治療すべき問題であり、自分は、夫の問題にかかわりたくないという態度をみせる場合もある。そして、夫がその人なりに改善に努めても、不満な点を見つけると、「何も変わっていない。反省が足りない。どれだけ自分が苦しんできたと思っているの！」とパートナーを責め続けてしまい、パートナーの努力も水泡に帰すということになってしまう。

改善した点よりも、変わっていない点に目が向き、怒りにとらわれてしまうのには、それだけ傷ついてきたという事情があるわけだが、夫だけの問題とみなし、夫が反省し百％変わることを求めるならば、そのゴールにたどり着くことは、ほとんど不可能となってしまうだろう。

改善しようとする夫にも安全基地が必要なのであり、安全基地に支えられるから、改善しようと努力を続けることもできる。しかし、いくら努力しても、良くなった点はあまり認められず、些細なきっかけから、「何も変わっていない！」と全否定されてしまっては、変わりたいと思っていた夫も、気持ちが萎《な》えてしまう。

こうした場合、妻の方も、不安型に特徴的な二分法的認知に陥っていることが多い。百点か零点かで物事を見てしまい、期待に反するところがあると、全部ダメと見なしてしまう思考パターンは、人間関係を育てていくよりも破壊してしまう。

夫はいつ怒られるかびくびくするようになり、本音を言うことも、その人らしく行動することもできなくなる。ただ、妻の機嫌を損なわないように顔色に合わせるようになる。

つまり、夫の立場から見ると、妻は安全基地ではなく、いつ攻撃されるかわからない危険基地と感じられている。

危険だと感じている相手に、心から優しくなれるだろうか。実際、夫が優しく振る舞っているときも、妻に叱られないように、気を遣ってそうしているだけということになる。あるいは、やぶ蛇にならないように、極力余計なことを言わないようにしているのかもしれない。そんな態度が、妻からすると、本心から気を入れて優しくしてくれていないと感じ、結局、何も変わっていないと思ってしまうかもしれない。しかし、それは、夫だけの責任だろうか。妻の反応の仕方が、夫をそうさせている部分もないだろうか。

カサンドラに陥っているとき、妻は夫のすべてが受け入れられないものに感じられ、あら探しをしてしまう状態に陥っている。障害や困難を抱えている人と良い関係を築いているカップルでは、まったく逆に良いところ探しが上手である。良いところを見つけて、それに感謝しているということが多い。良いところに目を注ぐことは、二人の関係の改善だけでなく、幸福にも寄与するのである。

関心を積極的に共有する

アスペルガーや回避型の人にとって、何よりもの喜びは、自分の関心領域に他の人が関心をもってくれることである。この点を、多くのパートナーがおろそかにしすぎている。アスペルガーや回避型の夫と良好な関係を築いているカップルでは、夫の専門や趣味を、妻と共有していたり、妻が夫の熱烈な支持者だったりすることが多い。最大の理解者を身近にもつことは、夫にとって極めて幸福なことだと言えよう。

天才ピアニスト、デヴィッド・ヘルフゴットや映画監督のアルフレッド・ヒッチコックは、いずれも社交を好まない、アスペルガー・タイプの人物だったが、その仕事の最大の理解者でもある伴侶に出会ったことが、才能の発揮と成功の大きな原動力となった。

孤独を好むとされるアスペルガー・タイプであれ、回避型であれ、安全基地をもたないことは、決してプラスにはならない。理解者となる安全基地を手に入れることは、彼らの精神的安定だけでなく、創造的活動にも、そして何よりも幸福に大いに資するのである。伴侶となった存在が、カサンドラに苦しむか、それをともに楽しめるかは、関心を共有できるかどうかにかかっているように思える。

心理学者ハーロウがたどり着いた幸せ

心理学者のハリー・ハーロウの場合も、結婚当初は、妻クララと関心を共有することで、彼は新たな可能性を切り開いていった。だが、不幸にも、妻は心理学の世界を離れなければならず、他の業種の仕事や育児に忙殺される中、二人の接点は次第に失われていった。ハリーが仕事に没頭するあまり、妻クララはカサンドラになり、二人の結婚生活もピリオドを打たれることになった。

だが、その話には、実は驚きの続きがある。

その後、ハリーは、マーガレットという研究者の女性と再婚した。博士号をもつ優秀な研究者だったが、またもや大学のしきたりのため、マーガレットは辞職せざるを得なかった。ただ、今度はハリーも賢く立ち回った。論文の編集者として個人的に雇う形で、自分の研究室に妻のためのポストを確保したのだ。

マーガレットとの間に二人の子どもができた。彼女は、あまり家事や家庭的なことが得意な女性ではなかったが、同じ轍《てつ》を踏まないように、ハリーも家事や育児を手伝った。おかげで、マーガレットがカサンドラを患うことはなかった。

ハリーは二十三年あまりの時間を、マーガレットと夫婦として過ごすことになる。マーガレットをハリーのもとから奪ったのは、病魔だった。進行した乳がんに冒されていたのだ。壮年期も終わりを迎えようとしているハリーにとって、マーガレットの死は大きな痛手だった。うつを病むようになっていたハリーは、再びアルコールに救いを求めるようになっていた。

そこで驚くべき展開が待っていた。孤独のあまり、元妻のクララに電話をしたハリーは、クララもまた再婚した夫を失い、つらい日々を送っていることを知る。しかも、クララは、その夫との間にできた息子を、二歳の時、亡くしていた。まるで四半世紀もの空白期間など存在しなかったように、二人は以前の親しさを取り戻していた。まもなく二人は再婚する。クララは、昔のように助手として夫の仕事を手伝い、ハリーの死までともに過ごすことになる。

2．障害や特性を受容する

期待値を下げる

しかし、妻の方がいくら安全基地になろうと努めても、夫の側に深刻な共感性の問題がある場合には、まったく自分の問題には自覚がなく、妻の努力に対して、何も応えてくれないどころか、それを踏みにじられるようなことも起きる。夫の自覚のなさや非協力的な態度から、妻は余計にストレスを受けることになる。

この場合は、次の段階の対応として、協力関係を築こうともがくのをやめ、そういうマイペースな人として受け入れる方向に切り替えていく必要がある。アスペルガーにしても回避型にしても、樹上生活を好んだり、草しか食べないのと同じ特性と考え、どうにかしようとすべき問題ではなく、ただそういうものとして受け止める。

親密さや共感といったものを求める気持ちは、ある程度、諦めねばならないが、求めて失望させられるよりも、ましということになる。夫が自分の世界に没入することを邪魔せずに、こちらも好きなことをすることで、バランスを取っていく。

相手を変えようとしたり、改善を期待したりすることをやめ、期待と失望を繰り返すことも終わりにする。そうした特性をもった同居人として受け入れ、それ以上を期待しないようにする。

自閉スペクトラム症にしろ、回避型愛着スタイルにしろ、他者との関わりは煩わしいものと感じられる。ましてや相手から干渉されることは、不快だし、反発しか感じない。それゆえ、妻が表面的にしかかかわらないという方針は、本人にとっては意外に心地よいもので、本人との関係が逆に良くなったりする。

放っておくという極意

アスペルガーのパートナーと暮らしていて、対立ばかりしていたのが、円満に過ごせるようになるという場合、よく聞かれるようになるのが、放っておけるようになりましたという言葉である。

やることなすこと、気にしだすと、イライラしたりハラハラしたりして、つい指導したり、苦言を呈したくなる。だが、それをすると、またギスギスが始まってしまう。

というのも、アスペルガー・タイプの人は、自分の流儀でしか行動できない。一つの行動パターンに縛られる傾向が強いし、自分の考えしか見えないという特性がある。そこで、こうした方がいいとか、そんなことをするなんて、と余計なことを言われると、アドバイスになるどころか頭が混乱してしまうのだ。自分のやり方を否定されるとパニックになり、興奮し、怒りを爆発させる。そのやり方以外受け入れられないのだから仕方がない。

蟹《かに》が横向きに歩くのを真っ直ぐ前に歩いた方がいいと言われても、できない相談であるのと同じなのだ。その方法しか、プログラムされていないのであり、それ以外の回路がないのだと考えた方がいい。もちろん時間をかけて訓練すれば、そうした行動もとれるようになるかもしれないが、いますぐやり方を変えろと言われても、余計足がもつれるばかりだ。

つまり、その人のやり方を尊重し、放っておくのが一番親切で優しいのであり、その人本人にとっても助かるのである。善意で他の方法にした方がいいなどと言っても、調子が狂うだけである。

夫を〝指導〟し続けたYさん

先に紹介したYさんが身につけた対処法も、この「放っておく」であった。あるときまでは、夫のすることなすことが非常識で、一般の基準とズレているように思えて、「そんなことをしたら、笑われるよ」とか、「バカじゃないの、そんなことして」などと、つい貶《けな》すか、こうした方がいい、ああした方がいいと、指導や提案をしないといられなかった。その度に、夫は不機嫌になり、「うるさい！」「これでいいんだ」と怒鳴ったり、物を投げたりして爆発するだけで、結局自分のやり方でしかやろうとしない。それで余計腹が立ち、「そんなんじゃ、ダメって言ってるのに」「どうしてわからないの、石頭が」と、余計言葉もエスカレートし、仕舞いには、つかみ合いのケンカになってしまうこともあった。それを見ていた息子や娘まで怒りだし、「お父さんなんか、家にいないほうがいい」と言い出す始末で、父親と家族の関係もすっかり悪くなってしまうのだった。

同じことが繰り返されていることを、Yさんも自覚するようになった。「どうしたらいいんですか」と尋ねてくるYさんに、そもそも悪いプロセスが、どこから始まっているのかを考えてもらった。すると、Yさんは、「あの人のすることが非常識というか、また変なことをしていると思うと、黙っていられなくなって、つい一言言ってしまうんです」と、自分の反応が引き金を引いてしまっていることに気づいた。

となると、夫の行動パターンを変えるか、Yさんが引き金を引いてしまうのをやめるかであった。しかし、夫は、もう六十代であり、ずっとその流儀でこれまで暮らしてきたのである。「旦那さんの行動パターンを、変えられると思いますか？　いままで何十年も、そうやって言い続けてこられて、何か変わりましたか？」と、筆者が尋ねると、Yさんは首を振り、「変わるどころか、余計強情になって。言っても、無駄だということですね」と言ってから、「でも、黙っていられないんですよ。見ているとイライラしてきて」と、苦しい思いをにじませた。

「旦那さんも、同じ行動パターンをとってしまう。それに対して、Yさんも、同じことをしてしまうということですか？」と筆者が指摘すると、Yさんは笑いだし、「あの人のことばかり言ってたけど、私も似たようなことをしてるってことですか？」と、自らを振り返った。

　対立し合う夫婦の間では、しばしばこのケースのように、どちらもが自分のやり方や考えにこだわり、それでぶつかり続けているということが起きている。夫がアスペルガーだということにされているのだが、ときには、妻の方も、かなり強迫的に、自分のこだわりに拘泥するところがあり、ごく些細なことまで問題視し、夫を異物扱いしてしまっている場合もある。

そうなると、アレルギーが強まるばかりで、関係は際限なく悪化してしまう。

自分の基準と違うことに目を向け、「おかしい」「変だ」と反応すると、お互いの間で異物として排除し合うことになってしまう。

平和に共存して暮らすためには、違いに目を向けるのではなく、それを受け入れるということが必要なのだが、受け入れると言っても、賛同したり、共感したりして、すり寄っていくことは難しい。そこで、ただ放っておく、ということが最善の策なのである。

相手をどうにかしようと思わない。異教徒や風習の異なる文化圏の人と暮らしていると思って、その人の流儀や信念を、否定したり、あげつらったりしない。ましてや、流儀や信念を変えさせようなどとは思わない。そんなことをすれば、何が起きるかは、火を見るよりも明らかであろう。

それから、Yさんは、「あの人は、そういう（特性をもった）人だと思うようにして、それにいちいち反応しないで、放っておくようにした」のである。「また、おかしなことをしているなと思いますけど、これがあの人流だと思って」

それで、どうなるのかと思ってみているが、なんとかなっていくものだということに、Yさんも気づいた。Yさん自身、自分が常識的と思っているやり方でないと、ダメだと思っていたのが、案外、何の問題も起きないのだった。

「私の方が世間体とか、人からどう思われるとかを気にしすぎていたのですかね」と、Yさんは自分の側のとらわれに気づくようになり、自分がどうして常識的な基準にこだわってしまうのか、ご自身の問題に向き合い始めている。

放っておくということは意外に難しい。それは、自分のとらわれを捨てなければならないからだ。放っておけず、つい余計なことを言ってしまうのは、その人もまたとらわれているからである。そして、そのとらわれは、しばしば自身の親との関係や体験の中で植え付けられてきたものだったりする。

応答性に障害のある伴侶と幸福に暮らすには

脳の損傷などにより、努力してもどうにもならないという場合もあるが、夫婦関係が本当に良いケースでは、不可逆的な認知機能の障害が起きていても、お互い愛情を持ち続け、良好な関係を維持する場合もある。

脳自体の障害によって、共感の言葉やいたわりの行動が返ってくるわけではないのだが、共感的な応答性が失われてしまっていても、カサンドラに陥ることなく、ともにいることを幸福だと感じられる夫婦もいる。

どうやって、パートナーからの共感的応答がなくなった状況で、自分の気持ちを支えているのだろうかと、よく観察してみると、失われた部分を想像力で補っていることに気づかされる。相手の些細な仕草や反応を、こう言ってくれようとしたのだと、自分で言葉にするのだ。まるで、幼い頃、母親が、まだ言葉を話せない子どもの気持ちを代弁するように、一人二役で、相手の発言を代弁し、会話として成り立たせるのだ。些細な仕草に、ありがとうの気持ちを汲み取ることができれば、それを励みとしてかかわり続けることができる。

漱石の妻はこうして乗り越えた

前述の漱石の妻・鏡子のその後について触れておこう。二年後に英国留学から戻ってきた夫は、異国の孤独な環境で病み、渡航する前よりもひどい状態になっていた。単に社交を嫌い、心を開かないだけではなくなっていたのだ。非現実的な妄想から子どもを叱ったり、夜中に急に起きて、意味不明のことを叫びながら枕を投げたり、泣いている子どもを怒鳴ったりすることが続く。お手伝いさんの振るまいが気に入らないと、妻が困るのもかまわず、クビにしてしまったこともある。その一方で、外では温厚な体面を保ち、大学や高校の講師の仕事は、きちんとこなしていた。家族に対してだけ、凶暴な面を見せていたのである。

身重のうえに、肋膜《ろくまく》（胸膜炎）をわずらい、体調が悪かった鏡子は、診てもらっていた医師に相談したりしていたが、とうとう堪《たま》りかねて、子どもたちを連れ実家に避難した。漱石は、妻や子がいなくなると、むしろ家の中が静かになり、清々したと感じた。音に敏感になっていたのである。

このまま離縁していてもおかしくなかった。しかも、鏡子の体を診てくれていた医師のはからいで、漱石は当代随一の精神科医・呉秀三《くれしゅうぞう》の診察を受けたところ、その診断結果は、「ああいう病気は一生治りきるということがないものだ。治ったと思うのは実は一時沈静しているばかりで、後でまた決まって出てくる」というものだった。つまり、不治の病だと宣告されたのである。

ところが、鏡子の回想によると、彼女はその診断を聞いて、かえって納得がいき、覚悟が決まったという。「病気なら仕方がない」と思って、彼女は一生夫の面倒を見る決心をしたのである。実際、その後、彼女は夫の元に戻ると、二度と実家に逃げ出すこともなく、まがりなりにも不安定な夫を支えながら、夫が亡くなるまで生活をともにした。漱石が『吾輩《わがはい》は猫である』の連載を始め、作家としての才能を開花させるのは、鏡子が実家から戻って、わずか一年半ほどしてのことであり、それから十余年にわたり旺盛《おうせい》な創作が続けられることになる。

不足は他の部分で補う

障害として受け入れ、変えようのない特性なのだと割り切ることは、楽になる方法だと言える。アスペルガーにしろ回避型にしろ、にわかには変えられない問題なのだと諦め、達観するのである。だが、それは、嫌気がさしてすっかり拒否するとか、脱愛着を起こして夫とも家族とも思わなくなるということではない。達観することによって、ありのままに受け止め、夫や家族としての愛情も保つことができるのである。

もちろん、そこには忍耐も必要になる。達観するだけでは、すっかり補われるわけではない。放っておくことによって、ある程度は害を免れるのだが、やはりそれだけで、すっかり問題が片付くわけではない。安全基地からの共感的応答が不足することによる負の影響を減らすためには、他の面で、共感的応答を増やす取り組みが必要になる。ペットを飼ったり、趣味の集まりに参加したり、子どもとのかかわりを楽しんだり、ボランティアをしたり、働きに出たりすることが役に立つ。

接触時間を減らし、役割を交代する

Tさんは三十代半ばの主婦である。激しいイライラと感情が抑えきれない状態が目立つようになっていた。急に泣き出したり、人が違ったように爆発したりする。そんな自分にも落ち込んでしまう。

二年ほど前に、子どもに発達障害があるとわかって、相談や療育に通い、子どもの方は改善してきたのだが、最近は、夫に対してイライラすることが多い。夫も子どもにそっくりで、マイペースなうえに空気が読めない。こちらの都合に関係なく、自分のやりたいことだけをやる。おまけに、なんでもやりっぱなしで、元に戻すということをしない。Tさん一人が、二人の後始末に追われている。だが、そのことにも気づいていないらしく、感謝の言葉一つない。子どもの面倒を見るのだけでも大変なのに、あの人の面倒までみきれないと思う。

最近は夫に対する拒絶反応が強まり、些細なことでもイライラして、責め口調になってしまう。子どものことをTさんに押しつけて、ろくに相談にも乗ってくれないという不満もある。Tさんは、きっちりとした潔癖な性格なので、マイペースな夫や子どもの行動が、見ているだけでストレスだと感じてしまう。

夫は、妻がいつ怒り出すかと、びくびくしているが、やることなすこと的外れなことが多く、それでまた腹が立つ。夫に対して自制を失って叫んでしまう自分に、さすがにこれはおかしいと思い、受診を決意したのだという。

気分安定薬や漢方薬で、普段のイライラや激しい爆発は減らすことができたが、それでもときどき悪い状態がぶり返す。振り返ってみると、そういうことが起きるのは、家族で出かける週末に多かった。楽しく過ごそうと頑張るのだが、そんなTさんの思いなど踏みにじるように、夫も子ども次から次へとイライラさせるようなことをしでかし、一日が終わる頃ついに爆発してしまうのだ。

奉仕しすぎて、疲れがたまった頃にぶちこわされると、もう許せない気分になる。同じパターンを繰り返していることを、Tさん自身も自覚するようになった。

「私、主婦に向いてないのかもしれません」と言い出したTさんは、夫が休みの週末に仕事をするようになった。その代わり、夫に子どもの面倒や勉強も見てもらうことにしたのだ。働き出してわかったことは、Tさんにとって、外で働く方がずっと楽だということだ。人に対して気を遣うことはあっても、仕事と割り切れるし、頑張れば頑張るだけ仕事では認めてもらえる。「お疲れ様」「覚えが早いね」といったたわいもない言葉でさえも、家でいくら頑張っても、誰も掛けてくれなかった。

子どもの方も、父親の方があまり厳しいことを言わないので、逆にのびのびしている。Tさんが仕事から帰ると、夫も優しい言葉を掛けてくれ、家事もしておいてくれる。

ふさぎ込み、イライラし通しだったTさんは、数ヶ月もすると、すっかり明るくなり、別人のように若返ったのである。

常識では、休日は家族で一緒に過ごすのがいいということになっているだろうが、自分の基準とパートナーや家族の基準がズレを起こしているという場合には、接触時間が長くなるほどストレスが増す。Tさん夫婦のように、日によって役割を交代することは、接触時間を減らすとともに負担の公平化にもなり、立場を入れ替えることで互いの役割の大変さを理解することにもつながるのだろう。

3. 危機感を持たせるアプローチ

自覚のない夫を動かす

最後の段階は、妻がいよいよ限界を迎えているのに、夫は一向に問題に気づかないという場合の最終手段で、夫に現実を突きつけることによって危機感を持たせるアプローチである。

夫自身、回避傾向や自己愛性が強い場合は、問題に向き合おうとせず、問題があること自体を認めようとしないことも多い。そうした場合には、夫に、事態がどれほど深刻かをわからせることが必要になる。

ただ忍耐し、良い妻であろうと努めるだけでは、なかなか報いられない。もう限界だと感じたときは、状況が危機的であることを夫に理解させる意味でも、思い切った行動に出た方がよい。子どもを連れて実家に帰る、信頼できる知人のもとに移る、ＤＶがある場合で実家に頼れない場合は、シェルターに避難するといった方法を取るべきだろう。こうした行動は、夫に自省を促すという点でも、これ以上のダメージを防ぐという点でも有効である。

しばらく冷却期間をおき、その上で、安全が確保された形で話し合ってみる。それでも反省をしようとせず、改善に向けた行動を起こす気もないという場合には、離婚も念頭に、まず別居をしてしばらく様子を見、それでも、本気で変わろうとする行動がみられない場合は、離婚もやむを得ないだろう。

ただ、多くのケースは、この段階でようやく危機感を持つようになり、離婚を避けるために、慌てて動き出すようになる。ここで中途半端な妥協はせずに、夫にしっかり問題に向き合ってもらうのがよいだろう。カウンセラーなどの専門家の指導のもと、改善に向けた取り組みを行う。ただし、関係修復を望むならば専門家任せにするのではなく、妻の方も協力していくことが必要になる。

その方法については、次の章で述べることにしよう。

拒絶反応が強い場合の見極め

離婚に伴う多大な損失や精神的ダメージを考えると、できることなら関係を修復し、離婚を避けた方がよい。

しかし、そうも言っていられない場合がある。その一つは、強い拒絶反応が起きるようになっている場合で、夫自体がアレルゲンになってしまったように、一緒に生活することが受け入れられないという場合だ。ただ、心理的拒絶反応が起きているからといって、必ずしも修復不能とは限らない。求めているがゆえに憎しみを感じてしまう両価型の反応の場合は、夫が本気で変われば、逆転も起こり得る。そこの見極めが重要だ。「顔を見るのも嫌」「近寄られるだけで虫酸《むしず》が走る」という場合でも、良好な関係に戻ることもあるからだ。

両価型の人では、全否定モードに入ると、強い生理的嫌悪さえ感じ、激しく拒否するのだが、その反応も決して不可逆的なものではないのだ。

しかし、中には、もう求める気持ちもまったくなくなってしまい、ただ拒否感、嫌悪感だけが強まり、一緒にやっていくのが困難という場合もある。その場合には、無理をして夫婦関係を続けてもマイナスが大きく、思い切って清算した方が人生を取り戻すことにつながるだろう。

精神的な脱皮のために離婚が必要な場合も

パートナーとの関係には、何らかの形で親代わりの役を求める部分がある。愛着障害を抱えている人の場合、現実の親によって満たされなかった愛情欲求を、パートナーに理想の親を求めることによって満たそうとする。両方が、理想の親を互いに求めていることも多い。

互いが、その期待に応え、理想の親のように振る舞っているうちは、幸福な関係でいられるのだが、憧《あこが》れや尊敬の気持ちが薄れ、相手のアラが見えてくると、理想の親などではないことが明らかになり、急にしらけた気持ちになっていく。

それは、単に幻が消えたということではない。実は、パートナーを理想化し、パートナーに庇護《ひご》を求めることで自分を支えていたのが、もはやそうした庇護を必要としなくなったという場合もあるのだ。その人自身が世間を知り、人間を知ったことによって、まだ世間知らずの娘だった時にしたように夫を理想化するのではなく、醒《さ》めた目で相手を見られるようになったのだ。つまり、パートナーに対する理想化や依存が薄らぎ、精神的な自立が起きようとしている。もはやパートナーの存在は、小さくなった服のように、脱ぎ捨てる時が来ているとも言えるのである。

相手を求めるニーズがなくなっているのに、相手と暮らさないといけないという状況も、イライラや抑うつを引き起こし、カサンドラの原因となる。こうした成長と自立にともなうカサンドラ症候群の場合には、離婚は精神的な脱皮のために必要だと言えるかもしれない。

二度のカサンドラの末に

アメリカの文化人類学者で、「ジェンダー」（文化的社会的な意味での性）概念の生みの親としても知られるマーガレット・ミードは、自身の結婚生活に二度つまずいたが、三度目の正直で、幸せを手に入れた人である。

二度の結婚とも、深い失望に終わったのだが、決して最初から愛がなかったわけではない。いずれも熱烈な愛情で結ばれたと言ってよかった。

両親が研究者の家庭で育ったマーガレットは、自身も、社会への奉仕と研究に生涯を捧げたいと考えていた。そんな彼女が最初の伴侶に選んだのは、四歳年上のルーサーだった。二人が出会ったのは、マーガレットが高校の最終学年、ルーサーもまだ大学生だった。ルーサーは理想に燃えた牧師志望の青年で、マーガレットと価値観を共有できたのである。

五年後二人は結婚するが、大学院に進んだルーサーも、マーガレットも学生の身であり、アルバイトで生活費を稼ぎながら、学業や研究にいそしんだ。生活は大変だったが、一度もケンカをしたことがないというほど、その頃は仲睦《むつ》まじいカップルだった。

　ところが、そんな理想的なはずの結婚生活に、危うい影が差し始める。幸福そうな顔の下で、マーガレットが満たされない思いを抱え、身もだえしていることに、ルーサーは鈍感にも気がつていなかった。マーガレットは、言いようのない自由と冒険への渇望を感じるようになっていた。彼女は自作の詩に思いを綴《つづ》る。「私の心をばらばらにこわすことは御自由です。でもあなたの手の中につかまえておくことは決してできないのです」[9]。

　マーガレットの自由への渇望は、文明化されていない土地でフィールドワークをしたいという欲求となって表れた。彼女は念願の研究のチャンスを手に入れると、意気揚々とサモアに旅立つ。夫と一年以上離ればなれになることも、マーガレットにとっては、さして重要なことではなかった。夫のルーサーは、その間、イギリスに留学することになる。

　こうして二人は別々の道を歩み始める。それはマーガレットに研究者としての成功の機会をもたらすことになるが、夫婦の関係には、兆し始めた価値観の違いとともに、二度と元に戻らないズレを生むことになった。

　だが、言葉も通じない現地での生活が始まったとき、マーガレットは、ルーサーのことを改めて恋しく思ったに違いない。というのも、孤独なフィールドワークにおいて、研究者が直面する困難は、性的な欲求不満よりも、優しさへの飢餓だったからだ。それは、愛着への切実な欲求であり、その欲求を満たすことは、心身の健康を維持するためにも不可欠だった。

夫のいない現地で、代わりにそれを満たしてくれたのは、村の赤ん坊たちとの触れ合いだった。マーガレットは赤ん坊を抱きたがったが、それは、心のバランスを保つための切実な行動でもあった。

研究を無事終え、そのままルーサーと再会していれば、二人の愛情は再び深まったに違いない。ところが、番狂わせが起きる。帰りの船が、南太平洋で大しけに遭い、やっとの思いでシドニーに着くと、そこで港湾労働者のストライキに巻き込まれてしまったのだ。数日港にとどまっている間に、同乗していた一人の男性と出会う。若手の心理学者レオ・フォーチュンで、母国ニュージーランドから、留学先のイギリスに向かおうとしていた。マーガレットからみれば、レオは若すぎる、駆け出し学徒に過ぎなかったが、愛着への飢餓と他には話す相手もいない環境が、二人を親密にさせた。マルセイユの港に着くまでの何週間もの間、ひたすら語り続けた二人は、離れがたい関係になっていた。

マルセイユには夫のルーサーが出迎えに来ていたが、マーガレットの眼中に夫はなくなっていた。よそよそしい妻の態度に戸惑いながらも、ルーサーはヨーロッパでの感動の日々を熱っぽく語った。しかし、サモアでの体験に強い衝撃を受けていたマーガレットには、夫と感動を共有することはできなかった。

だが、夫と南仏やパリを巡るうちに、夫婦の情愛が少しずつ蘇ってきた。マーガレットは、冷静さを取り戻したと言える。学生のレオと、人生をやり直すことなど、やはりあり得ないことだった。優しさに飢えていたがゆえの過ちであり、一時の火遊びで終わるしかなかった。

二人はアメリカに戻り、日常に復した。ルーサーは牧師ではなく大学教員になった。マーガレットはニューヨークの自然史博物館の学芸員になり、研究をつづけることになった。レオとの文通は続いたが、結婚生活の小さな息抜きのようなものだった。彼女は、夫との子作りに励んでいたのである。

ところが、思いがけないことが起きる。一向に妊娠する気配がないことに焦りを感じたマーガレットが、専門医の診察を受けると、ひどい子宮後屈があり、妊娠の可能性が低い上に、妊娠したとしても流産してしまう危険が高いと告げられたのだ。強い衝撃とともに、マーガレットは、もはや子どもを持つという既成の価値観に縛られる必要がなくなったことを悟る。

そうなると、もはやフィールドワークを我慢して家庭生活を優先し、刺激がなくなった夫との関係に自分を縛り付けておく必要もないのだった。マーガレットは、自分の気持ちに正直に行動することにした。レオとドイツで会い、愛を確かめ合ったマーガレットは、夫との離婚を決意する。マーガレットの行動は迅速かつ揺るぎないものだった。夫も抵抗らしい抵抗もなく、離婚に同意した。

マーガレットは、一年の休暇をとり、レオが現地調査を行っていたシドニーで過ごす。夫と共にフィールドワークに没頭することは、マーガレットが夢に描いてきたことだった。

しかし、レオとの結婚生活は、やがてほころび始める。レオは独占欲が強く、嫉妬《しっと》深いところがあり、自分以外のことにマーガレットが少しでも関心を向けることを嫌がった。そのくせ、マーガレットが困っていても、手を煩わされることは面倒がった。彼女がケガして傷口が膿《う》んでいても、湿布薬を自分で作ればと言うだけだった。高熱が出て、体温計を買ってきてほしいと頼んだときも、レオは素っ気なく拒否したのだ。マーガレットは、いつしか夫から何の同情も優しさも期待しなくなっていた。

二人の関係がぎすぎすし始めていたときに、マーガレットの前に現れたのが、同じ文化人類学者のグレゴリー・ベイトソンだった。二人が調査に出かけたニューギニア奥地に、先に入っていたのだ。初めて顔を合わせたとき、マーガレットを見たベイトソンは、「あなたは疲れている」と、椅子を勧めてくれたという。たったその一言が、マーガレットには、久しぶりに聞く優しい言葉だと感じられた。それほど過酷な状況の中で、彼女は暮らしていたのだ。一方のベイトソンも、ニューギニア奥地の暮らしで、会話に飢えていた。

三人は共同で調査をすることになるのだが、調査が終わる頃、夫婦の関係は終わり、マーガレットは、ベイトソンと新たな愛を育み始めていた。

医者の宣告に反して、マーガレットは、三十八歳のとき、ベイトソンの娘を産む。三度目の結婚は、家庭においても仕事においても、マーガレットに大きな幸運をもたらしたのだ。

離婚に際しての注意点

離婚の問題をわずかの紙数で語ることは難しいが、ここでは、離婚の手続きを進めていく上で、また、実際に離婚が成立した後で、よく問題になることを中心に、気をつけていただきたい点を書き記しておこう。

まず一番重要なことは、子どもがいる場合に子どもへのダメージが最小限になるように配慮することである。母親としては、父親をできるだけ排除したいと思う。父親との面会といったことも、母親にとってはストレスに感じられる。子どもの方が母親に気を遣って、父親との面会を望まなくなる場合もある。

ただ、経験的に言えることは、できるだけ両方の親とのつながりを保っておいた方が、その後のさまざまな問題を防ぎ、子どもを守ることにつながるということだ。会わせないようにすれば、やがて脱愛着が起き、会いたいとも思わなくなるかもしれない。しかし、それは、大きな傷跡や空洞を残すことになりやすい。求めている時期は、できるだけ満たした方がいい。

また、離婚後も、お互いの悪口など、否定的なことは少なくとも子どもの前では言わないことが大事である。不安型の人はついそうしたことを、子どもにも言ってしまいやすい。子どもを味方につけているつもりでも、それは母親に表面上合わせているだけで、さらに歳月がたつと、自分から父親を奪い、父親のことを嫌うように仕向けた母親に対して、憎しみを向けるようになる。そうしたケースを多数見てきた。そうならないためにも、どんな父親も子どもにとっては父親なのだということを、忘れないことである。

面会だけでも嫌なのに、泊まりがけの旅行を認めるといったことは、絶対に嫌と思われるだろうが、子どもにとってはかけがえのない思い出となることも多く、取り決めておくことをお勧めする。

そうした形で父親が子どもにかかわることは、別の意味でも子どもに恩恵をもたらしやすい。かかわればかかわるほど、愛情は育まれるものだ。子どもにお金が必要になったときには、協力してもらいやすいのだ。

というのも、養育費でもめやすいのは、学年が上がるにつれて、塾代や進学などの費用がかさむにもかかわらず、弁護士がついて離婚したケースでさえも、そうした費用についてまでは取り決めがされていないことが多く、その都度協議しなければならなくなるということだ。対立すると、金額の変更の度に、調停や裁判をしなければならず、その煩わしさに請求を諦めてしまうことも多い。特に十八歳以降にかかる学費や生活費について取り決めがないと、大学進学時に大変苦労することになる。

その意味でも、別れるにしてもお互いの問題に向き合い、納得して別れるということが、その後の人生のためにも重要なのである。

第八章　関係を修復するアプローチ

関係修復のためには、両方の協力が不可欠

最終章の本章では、離婚か修復かという人生の分岐点において、やはりできるものなら修復したいという気持ちを持ったとき、その困難な作業をどのように進めていくかについて、その方法を紹介したいと思う。

パートナー同士に協力する気持ちさえあれば、当事者だけでも、その課題に取り組むことは、決して不可能ではない。良い関係を取り戻したいという思いを共有することができれば、それ以外の点でさまざまな食い違いがあったとしても、乗り越えていける。その場合は、六章、七章で述べてきたことに精一杯取り組むことである。お互いが安全基地になれるよう努力を続けることである。

ただ、多くの場合、ぎくしゃくする過程で、お互いを傷つけ合っており、自分の怒りにとらわれているものだ。良い関係を取り戻したいと頭では思っていても、いざ顔を合わせると、怒りの感情がこみ上げてきて、気がついたらやり合っているということもしばしばだ。自分は抑えるつもりでも、相手が抑えられずに攻撃してきたら、反撃しないでいるこ

とは難しい。

そういう状況で、当事者だけで修復作業をすることは至難のわざと言える。

そこで必要になってくるのは、第三者の力を借りることである。

別れさせるのが得意な人と、修復が得意な人がいる

その場合に気をつけてほしいのは、誰に相談するかということだ。別れさせるのが得意な人と修復が得意な人がいるからだ。そこには、その人自身の人生や考え方も反映される。専門家でさえ、自身が不安定な愛着や人間不信を抱えているという場合もある。自身の親やパートナーとの関係が悪く、そうした関係を相談者のパートナーとの関係にも投影し、知らず知らずのうちに別れさせる方向に誘導してしまうということも起きる。

相談する側の心理は相手の発する一言一言に左右されるので、「その人とうまくやっていくのは、厳しいかも」と、悲観的な見通しを告げられると、その影響を受けてしまう。もちろん別れさせるつもりではないのだが、自分の中にある、たとえば結婚についての否定的な考えが、無意識のうちに出てしまうことは避けがたい。

その意味で、相談する相手自身が幸福な結婚生活を送っている人か、もしくは離婚を経験したものの幸福な家庭を手に入れたという人に、関係の修復を手伝ってもらうのが望ましい人選だと言える。

DVなどの相談を主に手がけている専門家の場合も、やはり別れるという方向に話が向かいやすい。悲惨なケースを見慣れているため、最悪の事態を疑ってかかり、まず安全を確保するということなる。夫に心理的に支配され、DVさえ自分のせいだと受け止めている場合もあり、そうしたケースでは、夫から距離を置くことが必要である。そうしたことも念頭に事態を見るため、相談者の妻は夫との関係修復を望んでいるのに、すぐに家を出て避難しなさいと、別れる方向に話が進められてしまうことも起きる。

ただ、カサンドラに限っていえば、そこまで深刻なDVのケースは少なく、むしろ妻の方がイライラを爆発させて、夫に暴力をふるっているという場合もある。DVという観点だけでは、問題の本質を見損なってしまうし、一方を被害者、一方を加害者という単純な構図で見てしまうと、その後の協力関係の構築を難しくし、修復が余計困難になる場合もある。

離婚することが目的であれば、それでいいのだが、本当は関係を修復したいという場合には、自分の意図とは違う方向に進んでしまうことにもなってしまう。多くのケースは、自分でもどうすればいいか決められず、両方の気持ちを持っていると言える。離婚するにしても、結論を急がずに揺れる気持ちを整理しながら、答えを出していくというプロセスが必要である。「早く離婚した方がいい」と、結論を押しつけてきたりする場合には、要注意である。

関係を修復するアプローチ

実際問題、関係の修復には、関係を終わらせるのとはまったく違うアプローチが必要になってくる。関係修復を実際に行った経験がないと、それは難しい。

離婚するためには、パートナーがすべて悪い、自分は被害者だという受け止めが、ある意味、好都合だと言える。諦めがつくし、裁判になっても有利にことを運びやすい。善と悪が単純に二分される方が戦いやすいのだ。

だが、関係を修復するという場合には、そうした単純な論法ではうまくいかない。実際のところ、どちらか一方にだけ、すべての非があるというケースは、一部の特殊なケースに限られ、多くは相互の要因がからまっている。パートナーがすべて悪いので、パートナーだけが変わればいいというやり方では、早晩行き詰まってしまう。

離婚して別の人と一緒になったが、相手を替えても、また同じようなことが起きてしまったという例にもよく出会う。パートナーの問題とだけ考えるのではなく、自分の課題も振り返ることができるかどうかが、その後の人生を左右する。

歩み寄れるかどうかは、自分の気持ちにとらわれるのではなく、どれだけ相手の身になって考え、自分の非を認め、それを許し合えるかにかかっている。そのためには、被害者、加害者という二分法的なとらえ方は、むしろ妨げになるのである。

回復のフローチャート

現実に多いケースで、問題がどのように扱われ、解決（関係改善という場合だけでなく、別居や離婚ということも含めて）に至るかを、フローチャート（流れ図）で示すことにしよう。

通常であれば、妻に心身の不調が出た段階で、夫は妻に対して優しくなり、共感や協力

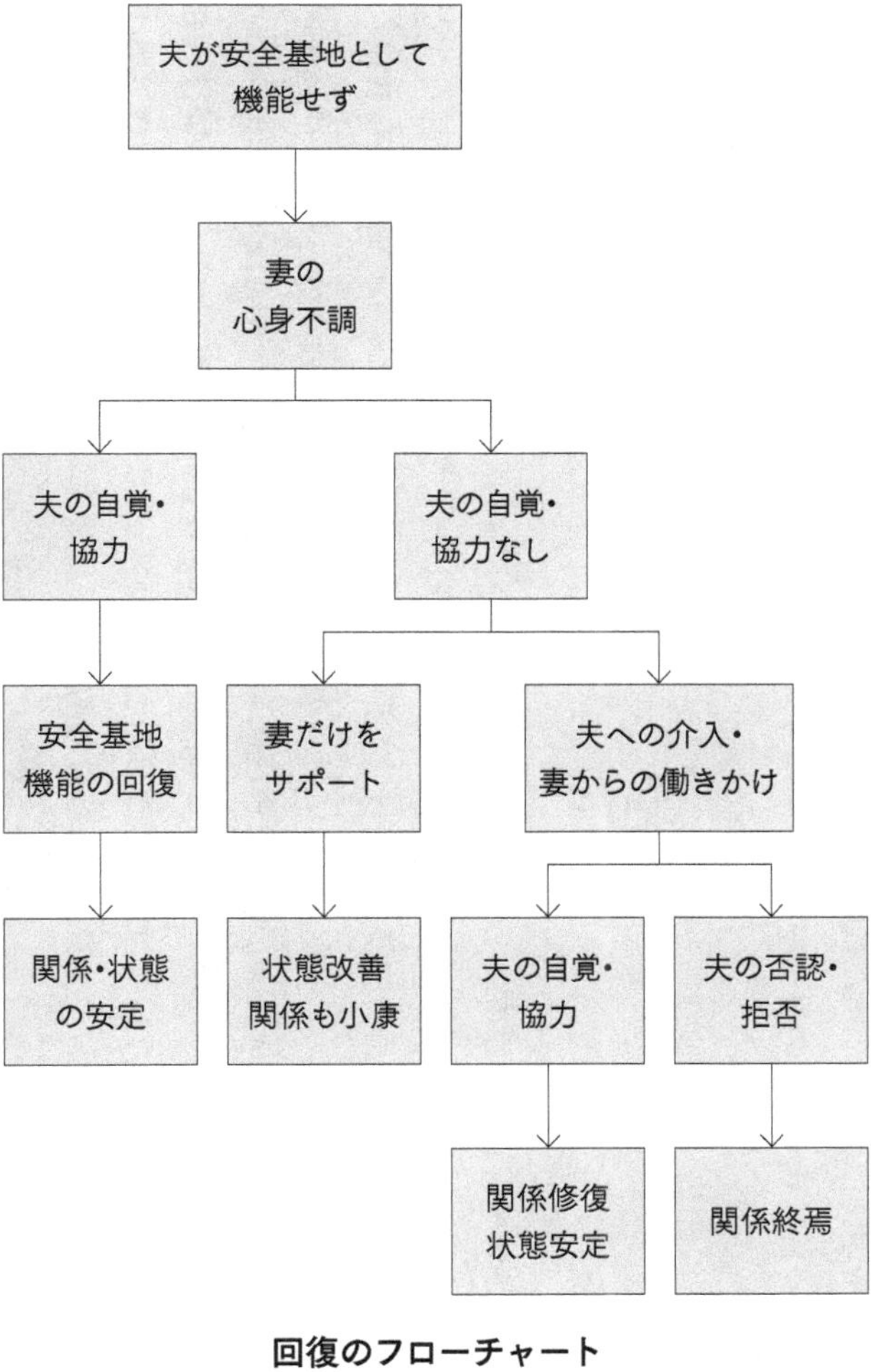
夫が安全基地として機能せず
妻の心身不調
夫の自覚・協力
夫の自覚・協力なし
安全基地機能の回復
妻だけをサポート
夫への介入・妻からの働きかけ
関係・状態の安定
状態改善関係も小康
夫の自覚・協力
夫の否認・拒否
関係修復状態安定
関係終焉

回復のフローチャート

を増やすことで、妻の心身の負担を減らそうとする。それによって、妻との関係も改善し、妻の状態も安定を取り戻す。これが、いわば健全なカップルにみられる回復の反応だと言える。ところが、カサンドラのケースでは、心身の不調を起こしている妻を前にしても、共感や協力が増えず、何事もないように自分の仕事やしたいことを、これまで通り続けようとする。大変だ、妻を助けなければ、という反応が起きない。起きても、嫌々だったり、逃げ腰だったりして、本気度が乏しいのである。

妻はさらに傷つき、自分の存在意義さえも疑い、ときには絶望を覚える。子どもの問題などで悩んでいることも多いが、夫の嫌そうな反応を見たくなくて、頼ることを我慢し、ますますイライラや疲労が募ることになる。そうした状況で、われわれの助けを求めてくることになる。

助けを求めてくるのが妻の場合

したがって、われわれ専門家が、カサンドラのケースに介入するもっとも多い状況としては、妻がうつ病や不安障害、心身症、ときには精神病状態になり、担当した医師や心理カウンセラーが、問題の背景に夫の関わり方が関係していることを見抜き、夫に指導やサポートを行うという場合だ。その際、夫と面談した医師や心理カウンセラーによって、夫にアスペルガー症候群や回避型愛着の問題があることが気づかれることも多い。

しかし、通常の診療やカウンセリングの枠組みでは、どうしても治療をする対象は患者だという固定観念があり、医師は妻のうつの診察をすることに、カウンセラーも、妻の話を聞くことに、エネルギーと時間を使おうとする。本来なら、夫の支えによって解消されるストレスや不安を、薬やカウンセリングによって軽減することになる。

医療的介入によって、心身の安定がある程度回復することで、ぎすぎすしていたパートナーとの関係も、少し改善する場合もある。ただ、本当の原因であるパートナーは、何の自覚も理解もないままであるから、また何かの拍子に摩擦が強まり、本人の状態も悪化するということが起きやすい。

医学モデルによる治療の限界

夫と会って助言することも、何回かに一回くらいはあるかもしれないが、やはり主たる治療対象は、あくまで妻である。だが、カサンドラ症候群の場合には、虐待と同じで、虐待されている子どもをいくら治療しても、子どものおかれた状況は変わらないように、本当の原因である夫にアプローチしなければ、本当の回復もない。

こうした従来の医学モデルの限界に挑んでいるのが「愛着アプローチ」と呼ぶ新たな発想による改善法だ。愛着アプローチでは、症状を呈している患者を治そうとするよりも、安全基地として機能していない存在にアプローチすることで、問題の改善を図ろうとする。つまり、虐待されている子どもではなく、虐待している親を治療したりサポートしたりすることで、虐待を減らし、結果的に子どもの状態を改善しようとする。カサンドラ症候群の場合であれば、うつになっている妻ではなく、妻をうつにしてしまっている夫を教育し、サポートすることで、安全基地としての機能を高め、妻を元気にしようとする。妻に抗うつ薬や精神安定薬を飲ませること以上に、夫に変わってもらうことが、根本的な問題解決につながると考えるのである。

つまり、従来の常識とは反対に、患者である妻よりも、夫の治療やサポートにより多くの手間暇を掛ける必要があるのだ。

もちろん妻に対しても、共感的なカウンセリングで、つらさを受け止めるとともに、何が起きているのかについて学んでもらう心理教育や、悪い反応の引き金になっているきっかけを分析し、対処の仕方を変えていく取り組みも有効である。

妻が病気になって助けを求めるという場合のほかに、夫のＤＶやモラルハラスメント、夫との性格やセックスの問題などで相談にやってくるという場合がある。その場合は、妻が病気になっている場合と違って、夫が問題を否認し、協力しようとしない場合が多い。離婚を突きつけられて、しぶしぶ改善に取り組むというケースは少なくない。

夫が助けを求めてくる場合

最近増えている第二のグループは、離婚の危機に直面して、何とか妻の気持ちをつなぎ止めようと、夫たちが診察やカウンセリングを求めてくる場合だ。

最初はモチベーションも自覚も低く、妻の勝手な言い分だというくらいにしか思っていないのだが、心理教育やカウンセリングを通じて、次第に自分の問題に気づき、本気でどうにかしたいと思うようになる場合もある。

ただ、こうしたケースの成否を左右するのは、妻も協力するかどうかという点だ。夫が治療やカウンセリングを受けているのに、妻は、夫の問題だとみなして、かかわるのを拒否するという場合には、せっかく夫が改善に向かっていても、最終的に破綻してしまうということになりやすい。妻が嫌気がささないうちに、夫が早い段階で問題を自覚し協力していれば、妻の協力も得られやすいと言える。離婚の瀬戸際まで来てからでは、妻の気持ちも夫から離れてしまっており、見切りをつけるタイミングを見計らっているとも言える。

夫婦で助けを求めてくる場合

第三のグループは、夫婦で助けを求めてくる場合で、第一、第二のグループから、このグループに変わるという場合も多い。概して予後がもっとも良いグループであり、どちらもが良好な関係を取り戻したいという気持ちをもっている。

ただ、自分たちだけではケンカになってしまうので、第三者に仲介役として加わってもらい、お互いの言い分や問題点を客観的に整理してもらうことで、すれ違いを修正しようとする。

第一のグループから移行する場合には、妻の治療やカウンセリングに夫も付き添っているうちに、夫も妻への関わり方や妻がどうしてほしいかを理解するようになり、少しずつ行動が変わることで、妻の気持ちや症状も楽になっていく。

第二のグループから移行する場合には、夫の診察やカウンセリングに妻も加わり、自分の問題としても考えるようになる。そうした姿勢に、夫の進歩が促されやすい。夫の問題が大きい場合も、妻が一緒に問題に取り組み、改善を助けようとする姿勢をもつことで、良い変化が加速される。

傷ついた思いと二分法的認知が、修復を妨げる

カップルが協力して取り組むことは、とても有効であるし、大事なことなのだが、実際には、どちらかが、それを拒否してしまうということも、残念ながら少なくない。

そこに深く関わってくるのは、自分の視点にとらわれてしまい、それに反するものを全否定し、受け入れようとしないという二分法的思考パターンである。自分の方ばかりが傷つけられたという思いが強く、すべてパートナーが悪いとみなし、絶対許せないと心を頑《かたく》なに閉ざしてしまうのだ。

誰しも心が傷つくと、相手の事情を考える余裕をなくし、自分が受けた苦痛のことしか考えられなくなる。そして、相手を、自分をそんなふうにした敵とみなしてしまいやすい。アスペルガーの人も、不安型（とらわれ型）の人も、全か無かの二分法的認知に陥りやすい。心に未解決な愛着の傷を抱えている場合には、それがさらに強まる。二分法的認知では、良い面があったとしても、自分を傷つけることや期待を裏切るようなことがあると、悪い面しか考えられなくなり、全否定してしまうのだ。

だが、そうとらえてしまうのには、相手の問題だけでなく、その人自身の特性や心の傷がからんでいるのだとすると、たとえパートナーを変えたとしても、また同じことが起きかねない。

パートナーにもいろいろ問題があったとしても、そのパートナーに惹かれ、愛情さえ感じていた時期があったのに、それが怒りや憎しみに変わってしまったのには、自分自身の抱えている課題もかかわっているかもしれないと、冷静に振り返り、自分の課題にも向き合ってみようと思えるかどうかが、修復がうまくいくかだけでなく、これからの人生で、幸福を取り戻すことができるかにかかわってくるのである。

振り返る力と共感力が問われる

結局、修復がうまくいくために必要なのは、相手の問題を責めることを一旦おいておいて、自分を振り返ることなのである。自分にも問題がなかったかを振り返るとともに、相手の立場に立って、気持ちや苦労を思いやることができていたかを振り返ることなのである。

そこで問われるのは、自分を振り返る力であり、相手の立場に立って気持ちを汲み取る力である。そうした力を高めるためには、通常のカウンセリングでは難しく、トレーニング的な要素が必要になってくる。

筆者が開発した両価型愛着・二分法的認知改善プログラムや回避型愛着改善プログラムでは、振り返る力や共感力を高めるトレーニングを行うことで、相手の非ばかりを責め、全否定するという悪い反応パターンから、相手の良い点を認め、共感的な反応を増やし、お互いが安全基地になれる関わり方を目指す。

カサンドラ症候群は、確かにパートナーの特性や障害によって生じる問題ではあるが、それが耐えがたい苦痛となってしまうのには、その人本人の特性もかかわっている。不安型愛着や、それに伴う二分法的認知があると、自分が依存している相手に過剰な期待をし、それが満たされないと、すべて否定して攻撃するというパターンに陥りやすい。

この悪循環を脱するためには、自分の視点を離れて、物事を大きな視点で見られるようになる必要がある。両価型愛着と結びついた二分法的認知の改善に取り組むプログラムでは、自分の視点を離れるトレーニングを重視する。

アスペルガーや回避型には具体的な指導が必要

通常であれば、妻が病気になれば、何も言われなくても、夫は優しい対応をするようになる。ところが、アスペルガーや回避型の場合には、この常識がしばしば成り立たない。病気になっている妻の大変さを思いやるよりも、自分の生活の不自由さの方を考えてしまう。「こんなときに病気になりやがって」とか「病気で寝ていられていいな」というような気持ちを、言葉にするかどうかはともかく、抱いてしまうところがあるのだ。自分に面倒がかかると思うと、相手が困っているかどうかというようなことは、どこかに消し飛んで、腹立たしく思ってしまう。

したがって、常識的なことを期待しても、うまくいかない。こういうときには、どんなふうに振る舞うものかを具体的に教えることも一つの方法である。また、損得でなら物事を理解しやすいので、どういう行動をとると、どういう損得につながるかを説明することも、優しい行動を増やすことにつながる。

「こういうときは、煩わしく思ってしまいますか？　でも、こういうときに優しくしてあげておくと、奥様は一生あなたに感謝して、あなたが困ったときに、もっと優しくしてくれますよ」「こういうときに、旦那さんがどう行動するかを、奥さんはよく見ていて、そのことを一生覚えているものです。そんなときに煩わしそうにしたりしたら、一生そのことを言われ続けますよ」などと、妻側の気持ちを代弁しつつ、どう行動することが期待されていて、どう行動した方が得かということを説明し、行動の仕方をアドバイスする必要がある。

回避型の人は、相手が喜ぶとか感謝されるといったことを言っても、それが報酬としてあまりアピールしないことも多い。損をするか得をするかという点で、行動の違いが引き起こす結果の差を示して説明すると、行動の変化につながりやすい。

回避型の人は、気持ちや愛情を表現したりすることを避けてきたため、そうした能力が乏しい。相手が何を期待していて、どう伝えればいいのかということも、わかっていなかったりする。一つ一つ妻の気持ちを解説しながら、その方法を学び、練習してもらうといったサポートが必要になる。モデリングで手本を示し、ロールプレイで実践的な練習をすることも必要である。

コミュニケーションの取り方に、問題が表れる

もう一つのアプローチは、カップルや家族が場を共有し、話し合うことをサポートする方法である。共同作業に取り組むということが修復に役立つことが多い。カウンセラーを基点に、一人一人とカウンセラーがやりとりするという形から始めることが多いが、やがてカウンセラーは、口を挟むことを控えていき、カップル同士で話すことを中心にして、必要なときだけ介入するようにする。多くのケースではコミュニケーションの取り方の問題を双方が抱えていて、まめな教育的指導が必要である。

二人で話をしてもらうと、二人のコミュニケーションの傾向や問題点が明確になってく

る。これでは食い違ってしまうのも無理はない、これでは話がかみ合わないはずだ、ということが明らかになる。話の内容以上にコミュニケーションの取り方に問題があることが多いのである。

たとえば、妻（夫）が一方的に、不満や問題を、怒りを込めて話し続け、それをただ夫（妻）が聞いているということも多い。夫（妻）が一言言おうものなら、その何倍も言い返さないと気がすまない。

こうした場合には、「そんなふうに、いつもお話しになっているんですか。一言言ったら、相手にも発言してもらうのがコミュニケーションですので、そのへん、よろしくお願いいたします」「とても感情がこもっていて、お気持ちがよく表れているのですが、コミュニケーションをうまくとるためには、もう少し優しい穏やかな口調で話されたほうがいいかもしれません」などと、随時コメントして、コミュニケーションの取り方という観点で、話し方を指導する。

不安型の人は、概して感情がこもりすぎて、それを聞いているだけで、誰もが苦しくなるような話し方になりがちだ。回避型の人にとって、そういう言葉を聞かされることは、拷問のように感じられてしまうだろう。不安型の妻は、疲れて帰ってきた夫に、意図せずして、神経を逆なでする超音波のようなものを聞かせてしまっているかもしれないのだ。

一方、回避型の人は、反応が乏しくなりがちだ。聞いているときの姿勢も、気持ちが入らず、聞いているのか聞いていないのかわからないような態度をとってしまうことも多い。まず相手の発言をしっかり聞く姿勢をみせることが、とても重要である。同意できないことであっても、相手の気持ちや考えをしっかり受け止めるという姿勢で、相づちをうちながら身を入れて聞くと、それだけで相手の怒りや否定的な感情が収まっていきやすい。

そのうえで、相手の発言に対して、どう応答するかが問われることになるが、関係を良好なものにしようと思うなら、共感的な応答を増やすことである。意見が異なる点にフォーカスを当てるのではなく、同意できる点を探して、まずその点については、自分も同じ気持ちだということを言うようにする。

ところが回避型の人では、反応も口数も少なかったり、表現が淡々としすぎて感情がこもらなかったりするので、相手に気持ちが伝わりにくい。かと思うと、相手の言い分をいきなり否定したり極論を述べたりする。相手は、話をしても聞いてもらえた、わかってもらえたという手応《てごた》えがまったく得られず、気持ちもすっきりしない。

コミュニケーションの取り方を変えいくという点に焦点を当て、「奥様のおっしゃったことに対して、同意できる点を見つけて、まずそこから応えてみましょう」「ご自分の考えや反論は置いておいて、まず奥さんがどういう気持ちでいられるのか、その点を奥さんの気持ちで感じるようにしてみましょう」と働きかける。

せっかく大事な発言をしても、気持ちがこもらなかったり、言葉足らずだったりするので、相手になかなか伝わらない。「そこのところは大事なので、もう一度気持ちをこめて言っていただけますか」とか「そうおっしゃったのは、〜という意味ですか」などと、さらに伝わる言葉で言えるようにサポートする。

夫が何か言えば、それに対する妻の感想や意見を言ってもらう。その場合、妻の側も、いきなり反論や否定ばかりになるのではなく、コミュニケーションの取り方としては、まず相手の言い分の中で、受け入れられるところや共感できるところは認めたうえで、ここの点は違っているとか、ここは、こうしてほしいと自分の気持ち・考えを述べるというワン・クッションを置いた言い方を心がけてほしいと指導する。互いを全否定するのは戦いであって、コミュニケーションではないからだ。お互いにやりとりしながら、気持ちや考えを共有しようとするのが、本来のコミュニケーションの役割なのである。

前に掲げた共感的なコミュニケーションのためのルールを、夫婦の間で共有し、お互いがそのルールを守るように心がけるだけで、意思疎通がスムーズにいき、関係も良い方向に変化しやすい。

ピンチは変化を引き起こすチャンス

しばしば経験することは、ピンチは、しばしば改善のチャンスになるということだ。カサンドラ症候群も例外ではない。家族の一人に、心身の不調という形で問題が表れているとき、それをただ面倒なことが起きたとして見ぬふりをしてしまえば、さらに大きな災厄に突き進んでしまうだけだが、問題をきっかけとして、それまで避けてきたことに向き合い、ひずみを修正し、関わり直すきっかけにすれば、失いかけていた大切なものを取り戻すことにもつながる。

問題は手当てが必要なことを教えてくれている。もし身近な人が悲鳴を上げているとすれば、それを救うために、あなたが行動を起こすときなのだ。

四十代の主婦のRさんは、もともとは物事を引きずらない、明るく、さっぱりした性格で、思い悩むようなことはほとんど経験したことがなかった。ところが、一、二年前から、気分や体調がすぐれないことが増え、イライラしたり落ち込むようになった。だが、あまり気にしないようにしていたのだが、ある日、夫とケンカをした直後、過呼吸発作に襲われたのだ。最近、夫と、高校を休みがちの息子のことでもめることが増え、その日も、ケンカになったのだが、息子のことを理解せず、「学校に行かないのなら、働けばいい」と、声を荒げる夫に反論しようとしたとき、過呼吸になってしまったのだ。

夫はワンマンなガキ大将のような性格の人で、短気で怒りっぽいところがあり、Rさんはできるだけ逆らわないようにしてきた。Rさんが合わせて、本人の言うとおりにしている限りは対立することもなく、おおむね円満にやってこられたからだ。

ところが、年齢が上がるにつれ会社での責任が重くなったうえに、二年前に新しい上司が来て、その上司から無理難題を言われるようになってから、ストレスが増えたらしく、帰宅しても不機嫌だったり、きつい言葉を、Rさんや息子に投げつけるようになった。夫の顔色にRさんも息子もびくびくするようになってしまった。

そんな家庭内の険悪な空気も、足を引っ張ってしまったのか、息子はこのところ学校を休みがちになっていたのである。そのことで、Rさんが夫に話を聞いてもらおうとすると、夫はそんな話は聞きたくないという態度で、「お前が甘やかしたから、こんなことになるのだ」と、Rさんを非難するばかりだ。Rさんとしては、ただ話を聞いてもらって、どうしたらいいか相談したいと思っているだけなのだが、夫は、妻の怠慢の結果でもあるかのように、怒り出してしまう。そうした父親の怒声は息子の部屋にも聞こえてしまい、息子は父親をあからさまに避けたり、敵意を見せたりするようになっている。

妻の過呼吸は、薬ですぐ落ち着いたが、それで片付く問題ではなかった。妻が感じているストレスの多くは、夫からのものであったが、その夫も、上司や職場から強いストレスを受けていた。ストレスのドミノ倒しが、会社から家庭の中にまで連なっていたのである。

ところが、事態は意外な展開を迎える。妻や息子を怒鳴りつけていた夫自身が、上司からのプレッシャーに耐えかねて、会社に行けなくなったのだ。会社の近くまで行って、足が動かなくなり、帰ってきたこともあった。学校を休んでいた息子を罵っていた父親自身にも、同じことが起きてしまったのだ。妻に連れられてやってきた夫は、すっかり自信をなくしていた。うつ状態だった。

だが、その事態をきっかけとして、逆に家族の関係は改善し、以前の結束が戻った。妻は夫の代わりに自分が働くとパートに出るようになった。こうしてはいられないというように、息子も学校には行かない代わりにバイトを始めた。

幸い夫のうつ状態は、その後改善し、再び出勤できるようになった。夫は、部署を変えてもらい、苦手だった上司から解放された。

夫は別人のように穏やかになり、かつてのように声を荒げるようなこともなくなった。妻は夫が「優しくなりました」と喜び、「あんなに優しいのは、結婚したての頃以来」と話すほどだった。息子との関係も良くなり、息子は通信制高校を経て、大学に進んだ。

カサンドラ症候群の概念自体にも限界が

カサンドラ症候群の定義では、夫が自閉スペクトラム症などにより共感性の低下した障害を抱えていることが重視される。つまり、夫の障害が原因とされている。だが、それは問題の一面であり、実際の現実は、それだけでは終わらないところがある。

共感性の低い障害を抱えているのであれば、なぜ、そのことに気づかずに、何年も一緒に暮らしていたのだろうか。最初の何年かは、そこそこ幸せな夫婦だったというケースも少なくない。多くのケースは、子どもができたり、子どもに何か問題が起きたり、家庭内にストレスフルな事態が生じたことをきっかけに、すれ違いが強まり、そこから、夫がアスペルガーだったと気づくという展開をたどっている。しかし、伴侶として選ぶ程度に、優しい時期もあったということであり、その頃には、共感性の問題もそれほど深刻ではなかったということである。

そんなに何年も一緒に暮らさなければ、共感性の障害を抱えていることに気づかないものだろうか。

パートナーがカサンドラ症候群を起こした実際のケースでみても、ある時期まで仲睦まじく暮らしていたというカップルも少なくない。それは、気づかれないように、優しく振る舞っていただけなのだろうか。妻の方も、少し変だと思いつつも我慢していただけなのだろうか。確かに、そういう場合もあるだろう。ただ、現実によく出会うケースに多いのは、夫も妻も負担が増え、いっぱいいっぱいになったときに、こうしたすれ違いが起きやすくなり、夫の思いやりのなさや非協力的な態度に対して不満が怒りに変わり始めるという状況だ。

共感性は、自閉スペクトラム症のような障害によっても低下するが、平均的な共感性を備えた人でも、共感性の低下が起きることがある。それは、強いストレスを受けたり、その人自身が非共感的な環境、言い換えると居場所のない状況に置かれたりすると、周囲への共感性や向社会的な行動は低下する。自分が共感的な応答を与えられるからこそ、周囲に対しても、共感的応答を返せるのである。

自閉スペクトラム症の傾向をもった人は、技術者や専門家にとても多い。だからといって、共感性がまったく欠如しているわけではない。微妙な心の機微を読み取ったりすることは、多少苦手かもしれないが、思いやりや優しさを備えた人もいっぱいいる。自閉症の傾向をもっていても、愛着が安定している人もたくさんいる。

しかし、どんなに思いやりや共感性を備えた人でも、過重な責任やストレス、疲労が加わって心の余裕がなくなると、思いやりのある態度を示せなくなることもある。イライラして、相手に当たってしまうことも起きる。ましてや、自閉スペクトラム症の傾向を抱えている場合には、感覚が過敏で、融通が利かないなどの特性のため、ストレスや疲労を感じやすい。いっぱいいっぱいになりやすいのである。そうなるとパニックになってしまうという脆弱《ぜいじゃく》性も抱えている。優しさを求められても、それが負担に思えて、素っ気ない態度をとってしまったり、怒り出したりということも起きやすい。

しかし、それは、すべて彼らの罪だろうか。彼らは、生得的にそうした特性をもっているうえに、さらに過大なストレスを受け、その苦痛に耐えながら家族のために働いている。生得的な特性ゆえに、同じことをしても大きな苦痛を感じてしまう。さらに、年齢とともに責任やストレスは増し、それに耐えるための体力や若さは衰えていく。

息子の問題に、冷静に向き合うことのできなかったこの父親を、ダメな人間だと誰が言えるだろうか。父親が鈍感で、妻の気持ちや息子の気持ちを解さないから悪いのだと言うことは簡単だろう。自分がその立場に置かれたとき、果たして、それほどうまく対処できるだろうか。

どんなに共感性の高い人であっても、睡眠不足、疲労、ストレスを抱え、いくつもの難題と上司や顧客からのプレッシャーにさらされながら、同じように思いやりを示せる人はいない。キリストでさえ、十字架を背負わされて刑場まで歩かされていたときのこと、異教徒の女性が、娘を救ってほしいとすがったとき、最初は無視したのだ。執拗《しつよう》なまでに彼女が叫び続けて、やっと気づいたが、それでも、その態度にはどこか煩わしそうな気配があった。ましてや生身の人間であるわれわれに、疲れ果てているときに、切羽詰まった声で、「どうにかして！」と懇願され、それを煩わしくも思わず、普段と変わらぬ優しさで、それを聞き届けるなどということができるだろうか。

カサンドラが起きる要因として、アスペルガーのような特性だけを問題にするのでは十分とは言えない。むしろ、互いに大きな負担やストレスを抱え、余力をなくしている状況こそが要注意なのである。

お互いがお互いの大変さを振り返り、思いやる余力さえなくしているということが、その特性以上に困難を生んでいるのだ。そのとき、相手は共感性が欠如する障害をもっているのだと言うことは、問題を理解し、納得するのに少しは役立つかもしれないが、かつてはそうでいられたような共感的な関係を取り戻すのにはあまり役立たない。本当に必要なのは、互いがストレスでいっぱいいっぱいになり、互いの大変さを思いやることができなくなっているということに気づくことではないか。そして、いがみ合い、攻撃し合うことに大切なエネルギーを費やすのではなく、ストレスを減らし、互いの余裕を取り戻すことに努めることではないか。

実際、先のRさんの夫は、出世よりも、ストレスを減らし健康に暮らせることを優先する選択をしたことで、家庭に明るさを取り戻すことができた。結婚生活の破綻や家族の崩壊という事態を防ぎ止められたのである。

カサンドラ症候群という概念の限界は、その要因を夫の共感性の乏しさという特性にのみ求めたことである。だが、現実の問題はそれほど単純ではない。職場のストレスや経済優先の価値観、親や実家との関係もかかわっている。そして、何よりも、お互いが余裕をなくし、「お前が悪い」「あなたのせいだ」と言い合う状況が、カサンドラを生んでいるとも言える。

その意味でカサンドラ症候群という概念自体も、夫だけに問題の原因を背負わせるという意味で、真の問題解決を妨げてしまう面をもっている。夫がアスペルガーなので、妻がカサンドラになったという認識だけでは、本当の理解にも、愛情や共感を取り戻すことにもあまり役立たない。

そして、間違いなく言えることは、一方だけではなく、双方が協力して問題改善に取り組もうとするほど、関係修復につながりやすいということだ。必要なのは、相手の問題を糾弾することではなく、理解し、許し合うことに思える。

ただ、残念ながら、二人の人間がかかわる問題である以上、一人の努力ではいかんともしがたい場合もある。何人《なんぴと》も十字架を背負わされたような後半生を強いられる必要はない。

あなたが十分に努力したのであれば、ピリオドを打つことも重要な選択肢だ。その場合も、あなたが相手の問題だけでなく、自分の問題にもしっかり向き合っていれば、必ずこの苦しい体験が生かされるときが来るだろう。

（15）　人に合わせるより自分を優先する
1とても　2ある程度　3少し　4あまり

B　ご本人（多くは妻）についての質問です。

（1）　パートナーに対する怒りにとりつかれることがある
1しばしば　2ときどき　3たまに　4まれ

（2）　原因がはっきりしない身体的不調がある
1しばしば　2ときどき　3たまに　4まれ

（3）　イライラ、落ち込みが目立つ
1しばしば　2ときどき　3たまに　4まれ

（4）　諦めやむなしさにとらわれる。
1とても　2ある程度　3少し　4あまり

（5）　自分には価値がない思ってしまう。
1とても　2ある程度　3少し　4あまり

（6）　優しい言葉や思いやりに飢えている
1とても　2ある程度　3少し　4あまり

（7）　パートナーを攻撃したり責めたりすることがある
1しばしば　2ときどき　3たまに　4まれ

（8）　パートナーばかり、いい思いをしていると思う
1とても　2ある程度　3少し　4あまり

（9）　パートナーに安らぎを感じられない。
1とても　2ある程度　3少し　4あまり

（10）　パートナーと体を触れあうことは苦痛である
1とても　2ある程度　3少し　4あまり

（11）　自分の実家との関係もうまくいっていない。
1とても　2ある程度　3少し　4あまり

（12）　我慢強く、尽くすタイプである
1とても　2ある程度　3少し　4あまり

（13）　相手の顔色を見て、合わせてしまうところがある
1とても　2ある程度　3少し　4あまり

（14）　自分では何事も決められず人を頼る方だ
1とても　2ある程度　3少し　4あまり

（15）　自分の気持ちがわからないときがある
1しばしば　2ときどき　3たまに　4まれ

カサンドラ症候群　チェック・リスト

このチェック・リストは、カサンドラ症候群をスクリーニングするためのものです。Aの質問については、最近だけでなく、元来の性格や長年続いている傾向も考慮してお答えください。また、Bの(1)〜(10)については、最近1年程度の状態について、(11)〜(15)については、元来の性格や長年続いている傾向を念頭に、お答えください。

A　パートナー（多くは夫)についての質問です。

(1)　家庭よりも仕事や趣味のことを優先する
1とても　2ある程度　3少し　4あまり

(2)　口数が少なく、会話や社交を楽しむタイプでない
1とても　2ある程度　3少し　4あまり

(3)　親しい友だちがほとんどいない
1とても　2ある程度　3少し　4あまり

(4)　自分流のやり方や好みにこだわる
1とても　2ある程度　3少し　4あまり

(5)　元々思いやりやいたわりがない
1とても　2ある程度　3少し　4あまり

(6)　対話するよりも一人で一方的に話したがる
1とても　2ある程度　3少し　4あまり

(7)　人の気持ちに無頓着で、鈍感なところがある
1とても　2ある程度　3少し　4あまり

(8)　困って助けを求めると、面倒くさそうにする
1とても　2ある程度　3少し　4あまり

(9)　厄介なことからは、すぐ逃げようとする
1とても　2ある程度　3少し　4あまり

(10)　気持ちを表現するが苦手だ
1とても　2ある程度　3少し　4あまり

(11)　話しかけても、すぐに反応が返ってこない
1とても　2ある程度　3少し　4あまり

(12)　人に相談するのが苦手だ
1とても　2ある程度　3少し　4あまり

(13)　論理的で、理屈っぽく、持論をまくしたてる
1とても　2ある程度　3少し　4あまり

(14)　カッとなると暴言や暴力がみられる
1とても　2ある程度　3少し　4あまり

採　点

該当する番号の数字の合計をA、Bごとに求めます。

60から各合計を引いたのが、A、Bのスコアです。Aスコアは、パートナー側の要因、Bスコアは、本人の状態と要因を表しています。

Aスコア[　　　　]＝60－Aの合計[　　　　]

Bスコア[　　　　]＝60－Bの合計[　　　　]

判　定

Aスコア、Bスコアとも、30以上の場合 ⇒ カサンドラ症候群の疑いがあります。40以上の場合、疑いが強いと判定されます。

Aスコアのみ、30以上あるが、Bスコアは低い場合 ⇒ パートナーに、リスク要因となる傾向が見られるものの、幸いカサンドラ症候群には至っていない状態と考えられます。発症を防ぐために、特にパートナー側の自覚と努力が必要でしょう。

Bスコアのみ高く、Aスコアが低い場合 ⇒ カサンドラ症候群以外の要因も考えた方が良いでしょう。親との愛着の問題やストレス、更年期などにより、うつ状態が生じている可能性もあります。

参考文献

[1] Laurie Layton Schapira, "The Cassandra Complex: Living with Disbelief : A Modern Perspective on Hysteria (Studies in Jungian Psychology by Jungian Analysts)." Inner City Books, 1988
[2] Aston, Maxine., "Affective Deprivation Disorder", retrieved online 15 October 2007 at http://www.maxineaston.co.uk/cassandra/AfDD.shtml
[3] 江藤淳『漱石とその時代　第二部』新潮選書　一九七〇
[4] デボラ・ブラム『愛を科学で測った男　異端の心理学者ハリー・ハーロウとサル実験の真実』藤澤隆史、藤澤玲子訳　星和書店　二〇一四
[5] 同書　5愛の本質　p162
[6] Cherlin, A. J., Chase-Lansdale, P. L., Christine McRae, C., "Effects of Parental Divorce on Mental Health Throughout the Life Course." Am. Sociol. Rev. 63 239–249. 1998
[7] Hetherington, E. M. & Kelly, J. "For Better or Worse." Norton, 2002
[8] Kilmann, P. R., Carranza, L. V., Vendemia, J. M., "Recollections of parent characteristics and attachment patterns for college women of intact vs. non-intact families." J Adolesc. 2006 Feb;29(1):89-102.
[9]『女として人類学者として　マーガレット・ミード自伝』10学生結婚と大学院生活　和智綏子訳　平凡社　一九七五

岡田尊司（おかだ・たかし）

1960年、香川県生まれ。精神科医、作家。東京大学文学部哲学科中退、京都大学医学部卒業。同大学院で研究に従事するとともに、京都医療少年院、京都府立洛南病院などで困難な課題を抱えた若者に向かい合う。現在、岡田クリニック院長（枚方市）、大阪心理教育センター顧問。著書に、『愛着崩壊』『愛着アプローチ』（角川選書）、『愛着障害』（光文社新書）、『アスペルガー症候群』（幻冬舎新書）、『パーソナリティ障害』（PHP新書）、『母という病』（ポプラ新書）など多数。小笠原慧のペンネームで『ＤＺ』（横溝正史ミステリ大賞受賞、角川文庫）などの小説作品がある。

カサンドラ症候群《しようこうぐん》

身近《みちか》な人《ひと》がアスペルガーだったら

岡田尊司《おかだたかし》

2018 年 10 月 10 日　初版発行
2025 年 5 月 5 日　18版発行

発行者　山下直久
発　行　株式会社KADOKAWA
〒102-8177　東京都千代田区富士見 2-13-3
電話　0570-002-301（ナビダイヤル）

装 丁 者　緒方修一（ラーフイン・ワークショップ）
ロゴデザイン　good design company
オビデザイン　Zapp!　白金正之
D T P　エヴリ・シンク
印 刷 所　株式会社KADOKAWA
製 本 所　株式会社KADOKAWA

角川新書

ISBN978-4-04-082269-3 C0211